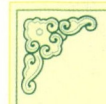

国医绝学百日通

糖尿病食疗与按摩

李玉波 翟志光 袁香桃 ◎ 主编

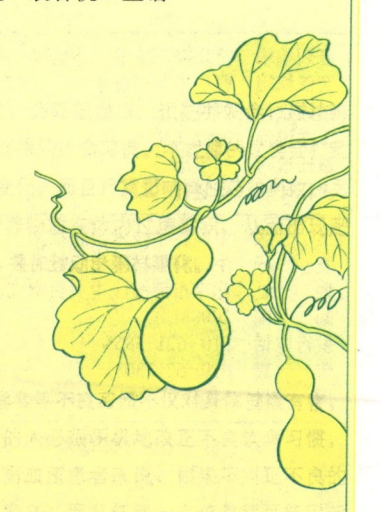

中国科学技术出版社

·北 京·

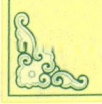

图书在版编目（CIP）数据

糖尿病食疗与按摩 / 李玉波, 翟志光, 袁香桃主编. -- 北京：中国科学技术出版社, 2025.2
（国医绝学百日通）
ISBN 978-7-5236-0766-4

Ⅰ.①糖… Ⅱ.①李…②翟…③袁… Ⅲ.①糖尿病—食物疗法②糖尿病—按摩疗法(中医) Ⅳ.①R247.1②R259.871

中国国家版本馆CIP数据核字（2024）第098687号

策划编辑	符晓静　李洁　卢紫晔
责任编辑	曹小雅　王晓平
封面设计	博悦文化
正文设计	博悦文化
责任校对	邓雪梅
责任印制	李晓霖

出　　版	中国科学技术出版社
发　　行	中国科学技术出版社有限公司
地　　址	北京市海淀区中关村南大街 16 号
邮　　编	100081
发行电话	010-62173865
传　　真	010-62173081
网　　址	http://www.cspbooks.com.cn

开　　本	787毫米×1092毫米　1/32
字　　数	4100千字
印　　张	123
版　　次	2025 年 2 月第 1 版
印　　次	2025 年 2 月第 1 次印刷
印　　刷	小森印刷（天津）有限公司
书　　号	ISBN 978-7-5236-0766-4 / R·3282
定　　价	615.00元（全41册）

（凡购买本社图书，如有缺页、倒页、脱页者，本社销售中心负责调换）

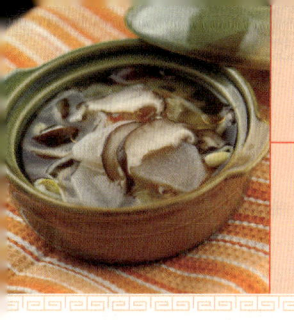

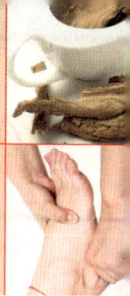

目录

第一章　建议多吃的食物

- 燕麦……2
- 荞麦……3
- 小麦……4
- 薏仁……5
- 糙米……6
- 红小豆……7
- 黑豆……8
- 大豆……9
- 玉米……10
- 魔芋……11
- 四季豆……12
- 苦瓜……13
- 莲藕……14
- 牛蒡……15
- 黄瓜……16
- 山药……17
- 芹菜……18
- 黑木耳……19
- 洋葱……20
- 海带……21
- 生姜……22
- 大蒜……23
- 绿茶……24
- 干贝……25
- 蛤蜊……26
- 牡蛎……27
- 橄榄油……28

第二章　建议少吃或不吃的食物

- 辣椒……30
- 甜菜……30
- 红薯……30
- 大葱……31
- 荸荠……31
- 杏……31
- 葡萄……32
- 柿子……32
- 桃……32
- 芦柑……33
- 甜杏仁……33
- 栗子……33
- 核桃……34
- 油条……34
- 饼干……34
- 月饼……35
- 猪肉松……35
- 蛋糕……35
- 午餐肉……36
- 牛脑……36
- 炸鸡……36

第三章 建议的常用中药

人参..........38	黄芪..........43	淫羊藿..........48
知母..........39	灵芝..........44	川芎..........49
地骨皮..........40	枸杞子..........45	玉竹..........50
黄连..........41	玉米须..........46	何首乌..........51
麦冬..........42	玄参..........47	葛根..........52

第四章 有效降低血糖的15种营养素

镁..........54	铬..........59	维生素B_1..........64
钙..........55	铜..........60	维生素B_6..........65
锰..........56	膳食纤维..........61	维生素C..........66
硒..........57	次亚麻油酸..........62	维生素A..........67
锌..........58	维生素B_2..........63	维生素E..........68

第五章 学会用食品交换份制定食谱

同类食物之间的等值交换表..........70	清炒南瓜..........75	海带豆腐..........77
拌菠菜..........74	四素汤..........75	鸡蛋油菜心..........77
酸辣瓜条..........74	西红柿炒茄子..........76	红烧肉炒油菜..........78
素三丝..........74	香菜拌豆腐丝..........76	青椒炒豆腐干..........78
海米拌芹菜..........75	葱烧海参..........76	木须肉..........78
	牛奶扒白菜..........77	

第六章 从头到脚按摩自疗

常用的按摩手法...80	手部按摩自疗..........85	头面部按摩自疗...89
身体按摩自疗..........82	足部按摩自疗..........87	耳部按摩自疗..........91

第一章 建议多吃的食物

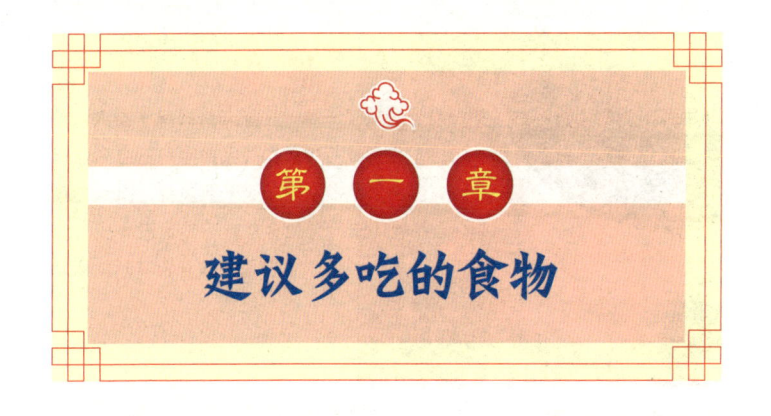

糖尿病患者的饮食安排至关重要，这是其他疗法的基础。轻症患者单用饮食疗法，病情即可得到控制；重症患者采用药物治疗时，也必须配合饮食疗法。

具体而言，糖尿病患者的饮食原则包括以下几个方面。

◎**三餐定时定量**。不能将三餐减为两餐，不宜早餐、午餐吃得少而晚餐大吃大喝，也不要过了用餐时间就不再吃饭，更不要不分时段不停地进食。

◎**均衡摄取六大类食物**。糖尿病患者每天需均衡摄取奶类、五谷根茎类、豆蛋鱼肉类、蔬菜类、水果类及油脂类食物。

◎**多摄取富含纤维质的食物**。富含纤维质的食物有糙米、全谷类或全麦面包等。

◎**减少高盐食物的摄取**。糖尿病患者应该避免食用高盐与过度加工的食品，如罐头、火腿、腊肉、梅干菜、腌菜、泡菜、蜜饯等。

◎**吃糖类食物要小心**。糖类食物应依饮食计划中的比例摄取，并且要以多糖类为主，避免食用单糖或双糖类食物。

◎**少吃高油脂与高胆固醇的食物**。要尽量少吃蛋黄、鱼卵、动物内脏、海鲜等高胆固醇食物。同时，应避免食用猪皮、鸡皮等油脂高的食物。

燕麦*

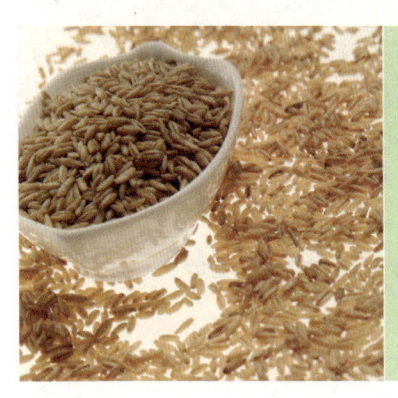

有效成分

膳食纤维、蛋白质、氨基酸、维生素B_1、维生素E、镁、锰、硒、锌

【降糖原理】

燕麦中的膳食纤维可以强化消化系统功能,延缓饭后血糖上升。燕麦中的维生素B_1可以参与糖类的代谢,维持血糖的正常水平。

燕麦中的镁、锰可强化胰岛素功能,抑制血糖水平升高;锌是制造胰岛素的必要元素;硒的功能与胰岛素类似,可以起到稳定体内血糖水平的作用。

【其他保健功效】

预防心血管疾病、预防骨质疏松、改善便秘、降低胆固醇、加快伤口愈合、预防贫血、防癌、促进血液循环、降血脂

国医小课堂

◎购买燕麦时要挑选新鲜、颗粒饱满的,这样的燕麦营养保存最完整。
◎尽量选择真空包装的燕麦,并注意保存期限;若购买散装燕麦,要注意是否有长虫、发霉等问题。
◎燕麦中植酸含量较高,会妨碍人体吸收饮食中的钙、磷、铁等矿物质。同时,燕麦性凉,不易消化。因此,脾胃虚寒者应慎用。
◎燕麦营养丰富且均衡,具有很高的营养价值和药用价值,其包含人体必需的8种氨基酸,可满足糖尿病患者的饮食需求。

荞麦*

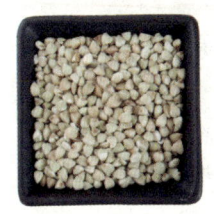

有效成分

蛋白质、脂肪、B族维生素、羟丁氨酸、钙、镁、色氨酸、芦丁、锌、膳食纤维

【 降糖原理 】

荞麦中的膳食纤维可延缓饭后血糖上升的速度；羟丁氨酸、色氨酸、B族维生素能辅助糖类代谢；钙能传达分泌胰岛素的信息；锌是胰脏制造胰岛素必不可少的元素；芦丁可提高胰岛素分泌；镁则能强化胰岛素的功能。

【 其他保健功效 】

降血压、帮助消化、保护心血管、降低胆固醇、控制体重

国医小课堂

◎荞麦面粉分为黑、白两种，黑荞麦面粉由谷粒外层研磨而成，白荞麦面粉则是由谷粒内层研磨而成，而芦丁在荞麦谷粒表层中的含量远远高于内层。因此，黑荞麦面粉更适合糖尿病患者食用。
◎黑荞麦与含维生素C的食物一起食用，可强化芦丁保护微血管的作用。
◎每克荞麦中约含有1毫克芦丁，而人体内芦丁的一日需求量为30毫克。因此，荞麦的日摄入量在30克左右即可。
◎荞麦所含蛋白质具有水溶性，因此连同汤汁一起食用，可吸收更多的营养。
◎过敏者、体虚气弱者、脾胃虚弱者、肿瘤病患均不宜食用荞麦。

小麦*

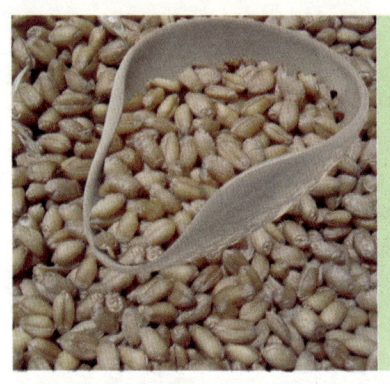

有效成分

维生素A、B族维生素、膳食纤维、镁、钙、锌、硒、氨基酸、矿物质

降糖原理

小麦所含的维生素A、B族维生素、膳食纤维及矿物质等营养成分,能强化胰岛素功能、促进人体糖类代谢。其中,维生素B_6可以保护胰岛B细胞;维生素A可以保护胰岛细胞免受自由基的破坏;钙负责传达分泌胰岛素的信息。

其他保健功效

抗氧化、消除疲劳、增强免疫力、增强记忆力、防癌抗衰老、保护心血管、预防结肠癌、保护神经细胞、促进新陈代谢、养心安神、治疗心悸失眠、消除烦躁不安

国医小课堂

◎食用未精制的小麦可以降低血液循环中雌激素的含量,起到缓解更年期综合征和预防乳腺癌的作用。
◎粉末状的小麦胚芽可直接调入牛奶、果汁或菜汤中饮食,是糖尿病患者的饮用佳品。
◎小麦和小米洗净后可与大米一同烹煮。
◎胃寒者不适宜食用。

薏仁*

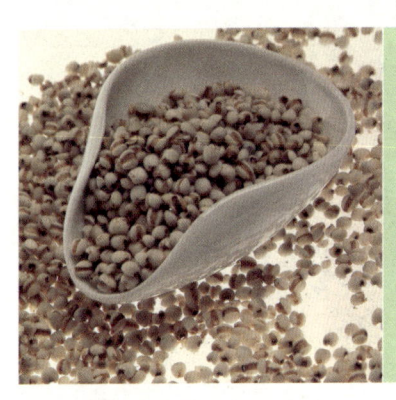

有效成分

B族维生素、膳食纤维、氨基酸、锌、镁、蛋白质

【降糖原理】

薏仁中的氨基酸、维生素B_1、维生素B_2可以加快糖类代谢；膳食纤维可延缓饭后血糖上升；锌是胰脏制造胰岛素不可或缺的元素；镁能强化胰岛素功能。

此外，薏仁的蛋白质含量在谷类中居首位，是很好的营养食材，因此被视为糖尿病患者的最佳代餐。

【其他保健功效】

促进脂质代谢、美白皮肤、降低低密度脂蛋白胆固醇、帮助消化、消除水肿

国医小课堂

◎在分类上，薏仁属于主食类，淀粉含量较高。虽然它具有降血糖的功能，但糖尿病患者仍需控制摄取量。
◎薏仁所含的糖类黏性较高，不易消化，患者应分次少量食用。
◎经期或孕期的女性应该避免食用薏仁，以免造成腹痛或妊娠中断等不良后果。
◎薏仁较难煮熟，在煮之前需要先以温水浸泡2～3小时，让它充分吸收水分，之后再与其他米一起煮，就很容易烂熟。
◎将鲜奶煮沸，加入薏仁粉拌匀后食用，常食可保持皮肤光洁、细腻。

糙米*

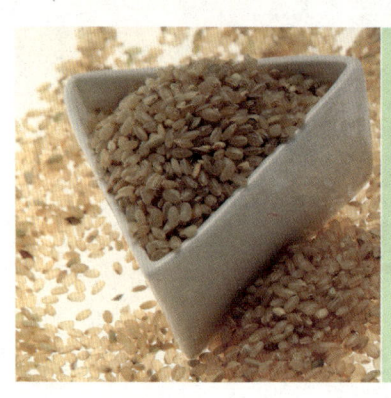

有效成分

B族维生素、膳食纤维、氨基酸、镁、锰、锌

【 降糖原理 】

锌、镁、锰可以强化胰岛素功能；膳食纤维可延缓碳水化合物转变为糖类的速度；氨基酸、维生素B_1、维生素B_2可加速糖类代谢。此外，糙米中还有一种叫作"发芽米"的物质，也可叫作"发芽玄米"，它含有大量氨基酸，且酶的活性也很强，营养也十分丰富，这就是糙米可有效降低血糖的原因。

【 其他保健功效 】

调整血压、促进肠胃蠕动、改善便秘、促进新陈代谢、预防肥胖、预防阿尔茨海默病

国医小课堂

◎糙米的表层含有植酸，不利于人体吸收钙、镁、蛋白质等营养物质，而水可以分解植酸，所以，糙米最好在洗净后浸泡1～2小时后再煮。

◎稻谷由谷壳、果皮、种皮、外胚乳、糊粉层、胚乳和胚等部分构成，糙米是只脱去谷壳保留其他部分的稻谷制品，所以糙米的营养价值高于精米。这是因为稻谷中除碳水化合物外的营养成分大部分集中在果皮、种皮、外胚乳、糊粉层和胚之中。

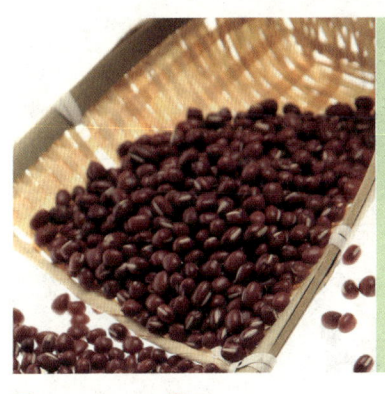

红小豆*

有效成分

维生素B₁、维生素B₂、维生素E、膳食纤维、镁、锌、钙

【 降糖原理 】

红小豆是物美价廉的天然降血糖药物，它能帮助胰岛素代谢血糖，是将葡萄糖转变成能量的"红珍珠"。红小豆中含有丰富的B族维生素可以帮助身体有效运用各种已摄取的营养元素，使其发挥最大功效。红小豆中所含的镁也能帮助胰岛素代谢血糖。红小豆中的水溶性膳食纤维可延缓饭后人体对葡萄糖的吸收，有利于糖尿病患者控制病情，但也要根据患者身体状况，控制食用量。

【 其他保健功效 】

降血压、降血脂、利水除湿、消肿解毒、滋阴补气、安神活血

国医小课堂

◎红小豆适宜搭配乌鱼、鲤鱼或黄母鸡同食，这样消肿效果会更好。由于红小豆能通利水道，故尿多之人忌食。

◎红小豆与相思子二者外形相似，均有"红豆"之别名。相思子产于广东，外形特征是半粒红半粒黑，曾有人误把相思子当作红小豆服用而引起中毒，因此食用时千万不可混淆。

◎红小豆的豆质较硬，直接烹煮不易做熟，所以烹煮前要先用清水浸泡几个小时。

黑豆*

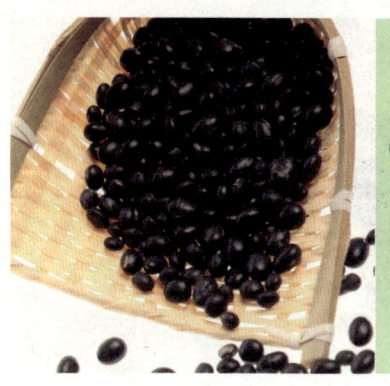

有效成分

镁、钙、硒、甘氨酸、精氨酸、卵磷脂、大豆皂素、大豆固醇、异黄酮素、大豆蛋白、膳食纤维、胰蛋白酶、胰凝乳蛋白酶

【 降糖原理 】

黑豆不仅营养丰富,还是适合糖耐量异常者和糖尿病患者食用的保健食品。这是因为黑豆所含的胰蛋白酶和胰凝乳蛋白酶等物质能增强胰腺功能,促进胰岛素分泌,提高胰岛素的功能,缓解糖尿病的症状。黑豆的血糖生成指数也很低,是低糖的健康食品。

【 其他保健功效 】

调节血压、抑制血脂、降低胆固醇、活血解毒、预防肥胖、健脑益智、抗衰老、润肠通便、预防动脉粥样硬化、消肿

国医小课堂

◎在挑选黑豆时,以颗粒饱满、表面有光泽者为佳。
◎研究发现,烘烤过的黑豆虽然花青素会降低,但另一种能降低胆固醇的植物性雌激素却明显增加。也就是说,烘烤过的黑豆能够有效降低胆固醇。不过,患有胃炎、溃疡、肾结石的人和痛风者慎食。
◎黑豆忌与四环素药物同用。
◎黑豆除了能够起到很好的降糖作用,还是降低胆固醇的优质食材。这是因为黑豆中几乎不含胆固醇,只含有植物固醇,其具有抑制人体吸收胆固醇、降低血液中胆固醇含量的作用。

大豆*

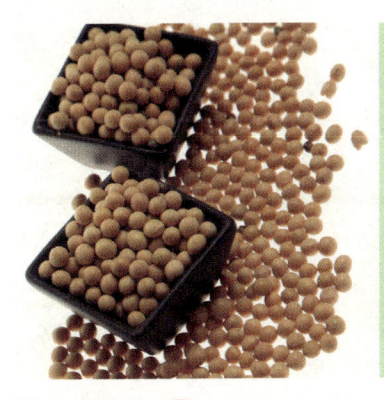

有效成分

钙、硒、黄豆蛋白、甘氨酸、精氨酸、镁、大豆皂素、大豆纤维、卵磷脂、大豆胜肽、大豆固醇、异黄酮素、多元不饱和脂肪酸

【 降糖原理 】

大豆富含可溶性纤维，可溶性纤维中的碳水化合物有助于血糖的改善，能降低人体吸收糖的比率。大豆纤维不像其他纤维难以消化，它在身体内很容易就能分解，不会对消化系统造成过重的负担。另外，糖尿病患者容易感到疲惫，而含有多种必需氨基酸的大豆，能为人体提供丰富的、供人体能量来源的肝糖原。

【 其他保健功效 】

调节血压、预防高血脂、强化脑细胞、改善骨质疏松、促进血液循环、减轻更年期症状

国医小课堂

◎质量优良的大豆，颗粒大小均匀，形状饱满、光滑没有碎粒，且外观具有光泽。
◎大豆应保存于阴凉通风处，如果一次性购买太多，保存不好容易发霉。
◎大豆不宜生吃，生大豆中含有对人体有害的物质，须加热烹熟后才能食用。
◎经常服食大豆制品对高血脂、高血压、动脉硬化、冠心病、脂肪肝患者都很有益处。

玉米 *

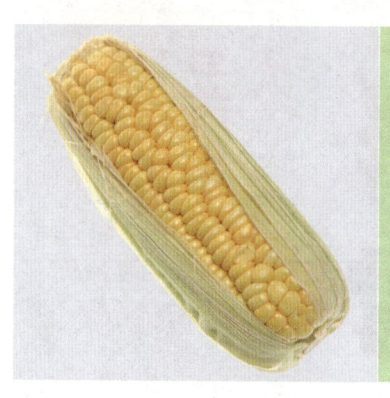

有效成分

胡萝卜素、维生素B₂、膳食纤维、谷氨酸、钙、镁、硒、烟酸、维生素E、维生素C

降糖原理

玉米中富含的硒与镁负责传递身体需要胰岛素的信息，可强化胰岛素功能；维生素B₂能加速体内糖类代谢，有效降低高血糖患者的血糖值；胡萝卜素可以阻止自由基对胰岛素的破坏；膳食纤维能延缓人体对碳水化合物的消化吸收。

其他保健功效

抗氧化、预防动脉粥样硬化、增强记忆力、抗癌、降血压、降血脂、增强人体免疫力、利尿、延缓衰老

国医小课堂

◎玉米含有大量淀粉，虽然可以把它作为米饭的替代品，但也不宜过量摄取。
◎煮熟的玉米有利于人体对营养成分的吸收。虽然高温加热会导致维生素C流失，但是其中的抗氧化成分会在烹调过程中加倍释放。
◎玉米须上可能会有农药残留，食用前应先用冷水浸泡30分钟，再用清水冲洗干净，进行烹饪。
◎吃玉米时应把玉米粒里的胚芽全部吃尽，因为玉米的许多营养都集中在这里。

魔芋*

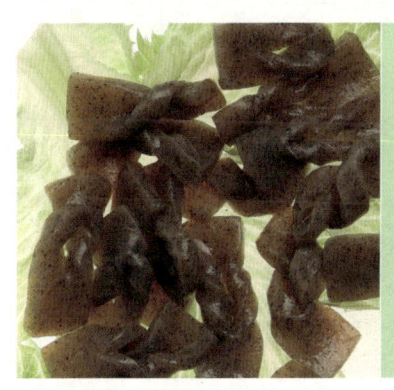

有效成分

膳食纤维、维生素、铁、钙、氨基酸、不饱和脂肪酸、葡甘露聚糖

【 降糖原理 】

魔芋所含的葡甘露聚糖是一种半纤维素，它吸水性极强，膨胀后体积可增大50~80倍，形成体积较大的凝胶纤维状结构，能延缓胃排空时间和食物在肠道内的消化和吸收时间，可有效降低餐后血糖。同时，由于魔芋吸水后体积膨胀，使其在胃内停留时间延长，加之其本身含热量又极低，所以它既能控制糖尿病患者的热量摄入，减轻体重，又能增加饱腹感，缓解糖尿病患者控制饮食时的饥饿感。

【 其他保健功效 】

降血压、养颜减肥、行瘀消肿、解毒抗癌、开胃、化痰、散积、清除肠道垃圾

国医小课堂

◎魔芋有一种特殊的味道，不喜欢这种味道的人，可以在烹调时，先用清水将其浸泡1~2小时，中间换两次水。最后，再用开水汆烫3分钟，就可以彻底去除魔芋自身的味道了。

◎魔芋在出售时，一般会放进装有透明液体的袋子中，这种液体可以使魔芋保持碱性。吃剩的魔芋仍应放在这种液体中，并放入冰箱里保存。

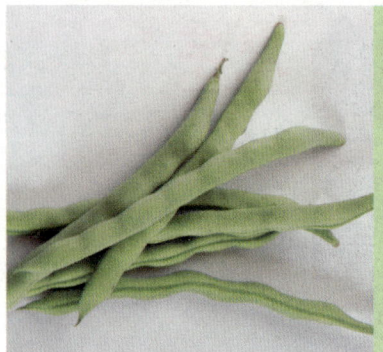

四季豆*

有效成分

膳食纤维、皂素、类胡萝卜素、维生素A、维生素C、B族维生素、类黄酮、钙、镁、钾

【 降糖原理 】

四季豆中的膳食纤维能够促进胃肠道蠕动,促进糖类代谢和胆固醇排泄,帮助消化。其所含的非水溶性纤维则可增加粪便量,使体内废物和脂质加速排出。同时,四季豆中的水溶性纤维遇水可形成胶质,黏附胆固醇,使其不易被肠道吸收。

此外,四季豆含有丰富的维生素C、类胡萝卜素和类黄酮,它们可以起到很好的抗氧化作用,有利于提高血管弹性,促进糖类代谢,使血液循环保持顺畅。

【 其他保健功效 】

降血压、促进食欲、降血脂、美白皮肤、消除水肿、安养精神、调和脏腑、预防贫血、防治便秘、消暑化湿、预防动脉粥样硬化

国医小课堂

◎在挑选四季豆时,以颜色深绿、豆荚清脆、果实突出者为佳。
◎由于豆类较易引起胀气,为避免糖尿病患者摄取豆类时导致肠胃不舒服,建议每天适量摄取,并同时喝一些水或汤汁。
◎四季豆烹煮时间宜长不宜短,食用前可用沸水汆烫或热油煸炒至变色熟透,避免因食材不熟导致食物中毒。

苦瓜*

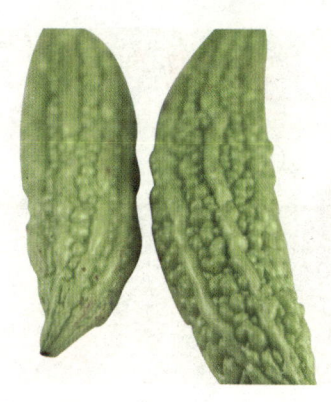

有效成分

B族维生素、胡萝卜素、维生素C、蛋白质、膳食纤维、镁、锌

【降糖原理】

苦瓜含有丰富的维生素C及蛋白质能促进糖类代谢，维持血糖稳定。维生素C还有很强的抗氧化功能，可以保护血管，强化细胞。

研究显示，苦瓜的果实与种子含有和胰岛素功能相似的蛋白质，它能促进糖类分解，使过剩的糖转化为能量，具有很好的降血糖功效。

【其他保健功效】

保护血管、促进新陈代谢、强化细胞、消暑止渴、清脂减肥、滋润皮肤、抗氧化、提高免疫力

国医小课堂

◎苦瓜与瘦肉搭配，可以增强体力。因为苦瓜中的维生素C与瘦肉中的铁搭配，可促进人体对铁的吸收，使人脸色红润，身体强健。
◎苦瓜忌与牡蛎搭配食用，因为牡蛎中含有的锌会氧化苦瓜中丰富的维生素C，使它的营养价值降低。
◎苦瓜宜用大火快炒或者凉拌，这样才能保证苦瓜中的水溶性维生素等营养成分不易流失。
◎苦瓜表皮凹凸不平，易累积农药，清洗时可用软刷轻轻刷洗干净。

莲藕*

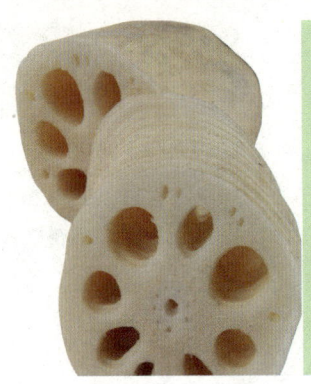

有效成分

黏液蛋白、维生素B₁、膳食纤维、维生素C、单宁、镁、钙、锌

【 降糖原理 】

莲藕中的黏液蛋白可以减缓糖在体内的吸收速度,从而抑制血糖上升;镁及维生素B能够加速体内糖的代谢,控制血糖水平;单宁可以防止动脉粥样硬化,保护动脉血管壁,降低糖尿病患者心血管疾病并发症发生的概率。另外,莲藕含有一种水溶性膳食纤维,能够与体内的糖类和脂肪结合,减少人体对糖和脂肪的吸收。

【 其他保健功效 】

降血压、健脾开胃、益血生肌、止血散瘀、预防感冒、降血脂、通便止泻、抗癌、清热凉血

国医小课堂

◎采购莲藕时,最好选择藕节短、藕身粗、圆柱状,表面有光泽、呈乳白色、空洞小、洞中不带泥土的莲藕,这样的莲藕长势好,营养价值更高。
◎莲藕中含有单宁,将新鲜莲藕切块直接榨汁饮用,能改善肠胃发炎及溃疡状况。
◎藕性偏凉,大便泻泄、脾胃消化功能低下者不宜生吃。
◎莲藕含淀粉量较高,多吃容易累积热量,所以摄取量不宜过多。

牛蒡*

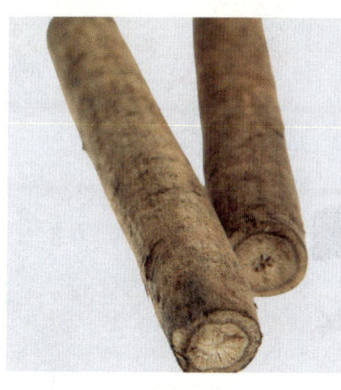

有效成分

膳食纤维、β-胡萝卜素、菊糖、B族维生素、维生素C、镁、矿物质

【降糖原理】

牛蒡中含有丰富的膳食纤维与β-胡萝卜素,可以补充糖尿病患者身体所需的β-胡萝卜素,协助免疫系统对抗自由基,减轻自由基对胰岛素细胞的破坏。牛蒡中的矿物质和B族维生素能强化糖的代谢,减少糖尿病患者体内血糖的含量。

牛蒡还含有菊糖等多种果寡糖类及纤维素等水溶性膳食纤维,它们可以参与糖类和脂肪的分解过程,延缓饭后血糖上升的速度,平衡糖尿病患者的血糖水平。

【其他保健功效】

润泽肌肤、分解脂肪、防癌、恢复体力、预防中风、促进血液循环、预防人体过早衰老、健胃消食、清肠排毒、降低胆固醇

国医小课堂

◎牛蒡性寒而滑利,有滑肠通便的作用,脾虚腹泻者慎用。
◎不要买清洗过的牛蒡,因为牛蒡的甜味来自皮下内侧,洗过之后甜味尽失。
◎牛蒡会随着时间变硬且香味会逐渐散失,不建议大量购买。
◎牛蒡宜存贮于通风、干燥处。

黄瓜*

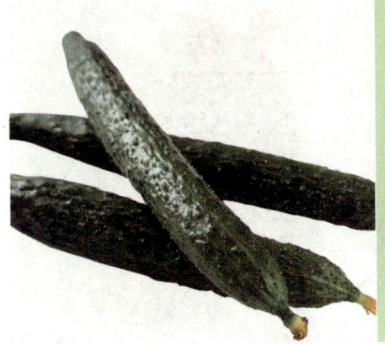

有效成分

果胶、B族维生素、维生素C、维生素E、胡萝卜素、膳食纤维、钾、丙醇二酸

【 降糖原理 】

黄瓜中的果胶可以有效抑制肠道对糖的吸收，帮助高血糖患者降低血糖。

另外，黄瓜属于低热能、低脂肪、低含糖量的优质食物，其含有的丙醇二酸能有效地抑制糖类物质在体内转变成脂肪，这对防治糖尿病具有重要意义，尤其适合胃燥伤津型或燥热伤肺型糖尿病患者食用。

【 其他保健功效 】

增强免疫力、保健血管、养颜减肥、预防冠心病、促进排便、清热利尿、降低胆固醇、抗衰老、抵抗自由基、强身健体

国医小课堂

◎新鲜的黄瓜瓜柄处较为新鲜硬挺，在选购的时候不妨捏一捏。

◎黄瓜不宜与西红柿同食，因为黄瓜中含有一种维生素C分解酶，如果和西红柿一起食用，从西红柿中摄取的维生素C将被黄瓜中的分解酶破坏掉。

◎将黄瓜捣汁涂抹皮肤，可以令皮肤细腻、光滑。

◎有肝病、肠胃病者不宜多吃腌渍的黄瓜。

山药*

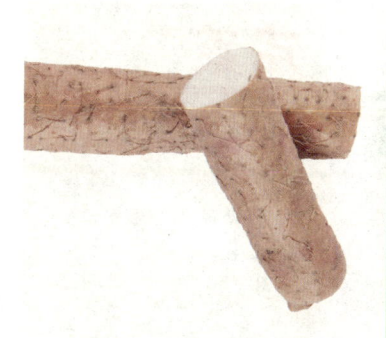

有效成分

B族维生素、胆碱、膳食纤维、淀粉酶、黏液蛋白、镁、锌

【 降糖原理 】

锌、镁、淀粉酶抑制剂是山药控制血糖的主要成分。其中淀粉酶抑制剂可以抑制肠道对淀粉的分解能力,减缓淀粉分解成糖的速度,从而达到降低血液中血糖值的目的。同时,山药的黏质是水溶性膳食纤维的一种,能减缓血糖上升。糖尿病患者食用山药后,黏液蛋白会在肠内形成凝胶,包裹住摄取的糖类与脂肪,从而减缓血糖上升的速度。另外,山药中所含的水溶性膳食纤维可加快糖类的分解,山药富含的胆碱也能促使B族维生素发挥作用,让体内糖类代谢更快。

【 其他保健功效 】

安神、止咳、生津益肺、减重、除邪止痛、防治癌症、促进食欲、补肾涩精、延缓衰老、增强体力

国医小课堂

◎为避免水分流失,新鲜山药可以用保鲜膜、报纸等包裹好后再放入冰箱保存。
◎山药削皮后或者切开处与空气接触后会变成紫黑色,这是由于山药中所含的酶导致的,削皮后将山药放入醋水中就可以防止变色。
◎易便秘与腹胀者不宜食用山药。

芹菜*

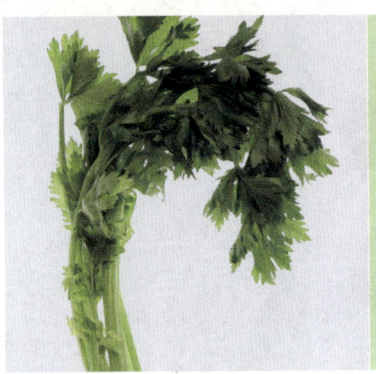

有效成分

钙、磷、铁、甘露醇、钾、钙、芹菜碱、β-胡萝卜素、多种维生素

【降糖原理】

芹菜中含有一种能促进脂肪加速分解的化学物质，对于2型糖尿病并发肥胖症患者来说，吃芹菜大有益处。

【其他保健功效】

降血压、加快钠盐排泄、安定神经、预防心血管病、防癌抗癌、降血脂、预防和缓解便秘

国医小课堂

◎判断芹菜新鲜度，主要看芹菜叶片，叶片平直、有弹性表示新鲜。存放时间较长的芹菜叶尖端会翘起，叶片软，有时还会发黄。此外，挑选菜梗短、粗壮者为佳。
◎在烹调芹菜时，最好先把芹菜放入沸水中汆烫一下，之后马上用凉水过凉。这样除了可以使芹菜的颜色保持翠绿，还可以缩短炒制的时间，从而减少油脂"侵入"蔬菜的时间，对健康非常有益。
◎芹菜与富含牛磺酸的食物搭配，对强化肝脏功能、预防动脉粥样硬化与高血压等很有帮助。
◎芹菜性凉，脾胃虚寒者应慎食。
◎芹菜有降压的作用，因此，血压偏低者不宜食用。

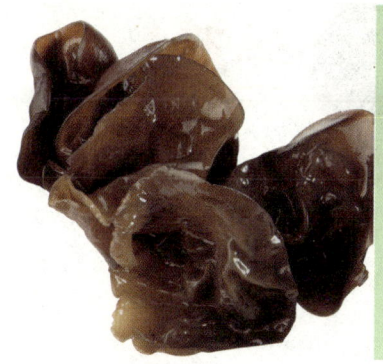

黑木耳*

有效成分

膳食纤维、类胡萝卜素、酸性多糖、卵磷脂、维生素B_1、维生素B_2、烟酸、钙、镁、钾、磷、铁

【降糖原理】

黑木耳富含的维生素B_1、维生素B_2能加速糖类代谢，钙与酸性多糖可强化胰岛素的分泌。黑木耳中含有的抗凝血成分，能促进血液循环、预防血栓、血管硬化等糖尿病患者常见的心血管疾病。黑木耳丰富的纤维能产生饱足感，避免患者不知不觉过度进食，稳定饭后血糖值。黑木耳热量低，能稳定血糖，对糖尿病患者有很大帮助。

【其他保健功效】

预防血栓、减重、保护肝脏、美容养颜、提高免疫力、防止肾结石、改善便秘

国医小课堂

◎新鲜黑木耳厚实有弹性，外形完整无破碎。干黑木耳以质轻、颜色黑、气味清香者为佳。
◎干黑木耳烹煮前应先浸泡发胀。用冷水浸泡需较长时间，但可以保持黑木耳的口感；若求快速可用热水浸泡，但高温会使黑木耳中的胶质水解软化，不爽脆。
◎黑木耳具有软便作用，容易腹泻者不宜过量食用；黑木耳能抗凝血，刚接受完手术或适逢经期的女性应避免食用。

洋葱*

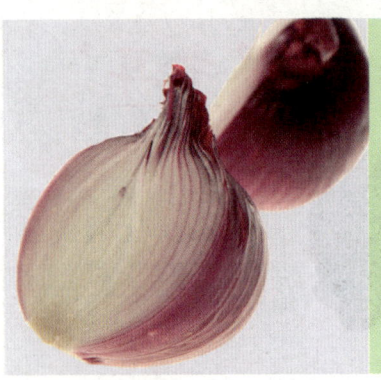

有效成分

硫氨基酸、异蒜氨酸、锌、硫化丙基、镁、铬、B族维生素、槲皮素

【 降糖原理 】

洋葱含有的硫氨基酸、异蒜氨酸、硫化丙基等硫化物,能刺激体内胰岛素合成与释放、活化胰岛素,效用类似糖尿病患者常服用的口服降血糖剂甲苯磺丁脲。

此外,洋葱所含的铬能维持正常葡萄糖耐量,帮助糖尿病患者控制血糖。洋葱内的槲皮素在人体黄酮醇的诱导作用下,可成为一种配糖体,具有很强的利尿作用。对中老年2型糖尿病患者来说,洋葱还有防止并发高血压、高血脂的作用。

【 其他保健功效 】

抑制动脉粥样硬化、预防骨质疏松症、抗氧化、防癌抗老、降血压、治疗哮喘

国医小课堂

◎挑选洋葱时,可从球体、外皮、颜色来分辨新鲜度,质量良好的洋葱,外观球体完整、看不到损伤、裂开、无腐烂痕迹,颜色为茶褐色,表皮干燥。

◎洋葱易产生挥发性气体,过量食用会产生胀气和排气过多。另外,皮肤瘙痒性疾病、眼疾及肺胃发炎患者应少吃洋葱。

海带

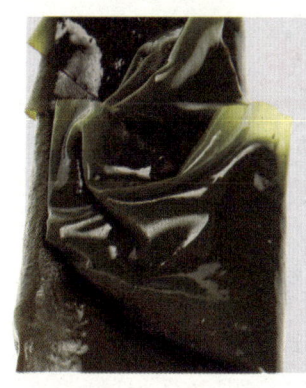

有效成分

碘、钙、岩藻多糖、褐藻酸钠盐、甘露醇、膳食纤维、蛋白质、碳水化合物

【 降糖原理 】

海带中的有机碘有类激素的作用，能提高人体内生物活性物质的活性，促进胰岛素及肾上腺皮质激素的分泌，促进葡萄糖和脂肪酸在肝脏、肌肉组织中的代谢，从而起到降血糖的作用。

另外，糖尿病患者容易并发骨质疏松症，在治疗糖尿病时应及时补充钙及适量的维生素D。而每100克海带中含有人体可吸收利用的结合钙高达348毫克。

因此，对于**糖尿病患者**而言，应经常吃一些海带，可以起到防治糖尿病并发的骨质疏松症的作用。

【 其他保健功效 】

软坚散结、消痰平喘、消肿利水、祛脂降压

国医小课堂

◎海带性寒下气，一次不宜食用太多。
◎胃虚寒者忌食海带。
◎患有甲亢的患者不要吃海带，因海带中碘的含量丰富，会加重病情。
◎食用海带前宜用温水泡发，且应浸泡3小时以上。

生姜 *

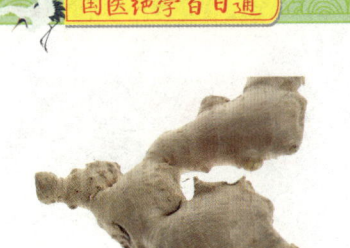

有效成分

姜辣素、维生素B₂、维生素C、镁、铜、姜酮、锌、锰

【 降糖原理 】

生姜能激活胰岛素活性,使胰岛素的作用更强大,从而起到促进血糖值降低的功效。另外,生姜中所含的姜辣素能快速燃烧脂肪,降低淀粉糖化能力,进一步起到降低血糖值的作用。

【 其他保健功效 】

止咳化痰、温胃止痛、畅通血液、扩张毛细血管、燃烧脂肪、延缓衰老、促进食欲、促进新陈代谢、杀菌解毒、预防感冒、散寒发汗

国医小课堂

◎生姜性温热,体质燥热者慎食。
◎生姜具有保暖及消炎作用,可当作外用药使用。
◎腐烂的生姜中含有毒物质黄樟素,对肝脏有非常强的毒害作用,一旦发现生姜腐烂就不能再食用了。
◎生姜是人们日常生活中的常备食材,买回来的生姜不能及时吃完,时间长了就会出现干瘪或者霉烂等现象。为了延长生姜的保存时间,可以把生姜放入一个带盖的大口瓶中,并在瓶底垫上一块潮湿的软布,注意布不可太湿,否则会加快生姜霉烂的速度。

大蒜 *

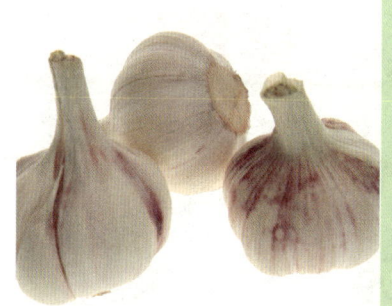

有效成分

蛋白质、钙、磷、铁、维生素C、硫胺素、核黄素、烟酸、蒜素、硒、锗

【 降糖原理 】

糖尿病患者大部分是由于对硒的摄入量减少，使得体内胰岛素合成下降，从而导致血糖升高。而大蒜中含硒较多，能促进胰岛素的分泌，增加组织细胞对葡萄糖的吸收，提高人体葡萄糖耐量，迅速降低体内血糖水平，并可杀死病菌，从而有效预防和治疗糖尿病。

【 其他保健功效 】

降血压、降低胆固醇、降血脂、抑制血栓、延缓衰老、预防心血管疾病、抗氧化

国医小课堂

◎大蒜与菜花搭配食用，防癌效果加倍。因为菜花富含抗氧化物质、维生素C及胡萝卜素，能降低胆固醇，并能抗癌；大蒜可以降血脂、抗癌。
◎大蒜不宜与蜂蜜同食。
◎大蒜不宜与羊肉同食。因为大蒜和羊肉都属温热食材，搭配食用会使身体燥热，容易上火。
◎患消化道疾病者不宜吃大蒜。
◎不宜过量食用大蒜，否则会引起视物模糊、视力下降。

绿茶*

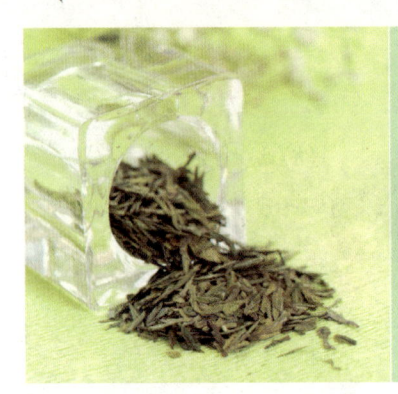

有效成分

茶多糖、儿茶素、维生素A、维生素C、维生素E、膳食纤维、γ-氨基酪酸、β-胡萝卜素

【 降糖原理 】

茶叶中有利于降血糖的主要成分是茶多糖。茶多糖是茶叶复合多糖的简称,由多糖、果胶、蛋白质等组成,其中多糖部分包括阿拉伯糖、木糖、葡萄糖、半乳糖、半乳葡聚糖等水溶性多糖。茶多糖通过提高机体抗氧化功能,清除体内产生的自由基,从而有效保护胰岛B细胞免受自由基侵害。另外,茶多糖还可增强酶的活性,催化葡萄糖转变为6-磷酸葡萄糖,进而形成肝糖原,降低血糖。

【 其他保健功效 】

降血压、降血脂、利水除湿、消肿解毒、滋阴补气、宁神活血

国医小课堂

◎糖尿病患者宜选择无糖绿茶,若选择含糖的绿茶饮料,对血糖控制有害无益。
◎茶叶泡太久,成分易发生变化,建议最好在茶泡好后30~60分钟喝掉。切记不要饮用隔夜茶。
◎空腹喝茶容易伤胃。绿茶的最佳饮用时间为三餐后,保健的同时还能去油解腻。
◎消化性溃疡、神经衰弱易失眠者不适宜饮用绿茶。

干贝*

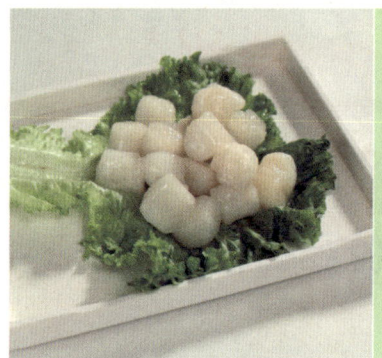

有效成分

牛磺酸、锌、钾、镁、硒、维生素B_2、维生素B_12

【 降糖原理 】

干贝含有大量的微量元素,这些微量元素对血糖的调节有很好的帮助。锌是胰脏制造胰岛素不可或缺的必要元素,适时补充锌,能辅助胰岛素的制造。

干贝里所含的镁在糖类代谢过程中扮演关键角色,能够促进胰岛素分泌使葡萄糖进入细胞中,让胰岛素充分发挥效用。硒不仅可以促进胰岛素分泌,还可以促进葡萄糖运转。牛磺酸能促进胰岛素的分泌,降低血糖。

【 其他保健功效 】

愈合伤口、修补毛发、保护口腔、修护皮肤、降低胆固醇、降血压、补益健身

国医小课堂

◎新鲜的干贝颜色接近土黄色,不论是转黑或变白都表示干贝已不新鲜。
◎干贝本身的钠含量也很高,高血压患者须注意摄取量,切勿过量。
◎新鲜干贝的牛磺酸较容易被人体消化、吸收,因此生食效果较佳。
◎皮肤过敏者不宜食用。
◎儿童、痛风患者慎用。

蛤蜊*

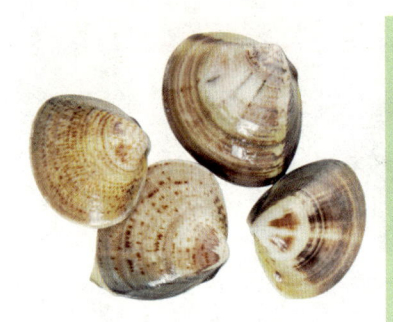

有效成分

铬、镁、锌、维生素B₂、维生素B₁₂、牛磺酸

降糖原理

蛤蜊中铬的含量较高,铬不仅能提高胰岛素的敏感度,还能参与葡萄糖的代谢过程,是葡萄糖耐受因子的构成元素。同时,铬还能够协助人体充分利用糖类。适量食用蛤蜊后,铬可以协助糖尿病患者调节血糖浓度。

另外,蛤蜊中的锌可帮助人体内葡萄糖的运送。镁能促进能量的代谢,从而进一步促进糖尿病患者糖类的代谢。

其他保健功效

清热化痰、降低胆固醇、益精润脏、预防动脉粥样硬化、提神醒脑、保护视力、预防阿尔茨海默病、补血利尿、降血脂

国医小课堂

◎蛤蜊具有容易诱发人体过敏的成分,因此过敏体质者慎食。
◎蛤蜊性质偏寒,体质虚弱且易腹胀、腹泻的人慎食。
◎忌食未做熟的蛤蜊,避免患肝炎等疾病。
◎烹制蛤蜊时切记不要加味精,也不可多放盐,以免失去鲜味。
◎最好提前一天用水浸泡蛤蜊,这样才能让其吐净泥土。
◎蛤蜊不宜与芹菜同食。

牡蛎*

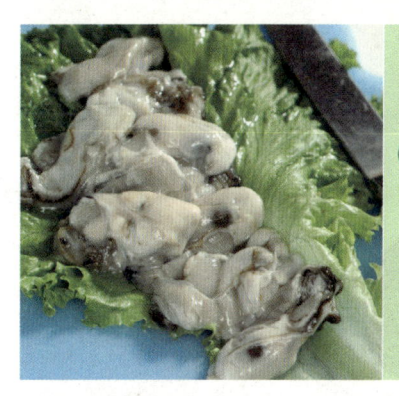

有效成分

牛磺酸、维生素B₁、镁、锌、维生素B₂、维生素B₆、维生素E

【 降糖原理 】

牡蛎含有丰富的锌,其是制造胰岛素的必要成分之一。体内如果缺少了锌,胰岛素分泌就会失常,血糖值必定受影响。而牡蛎含有的B族维生素则能够帮助糖类代谢。

牛磺酸及某些微量元素对胰岛素的分泌有调节和刺激作用。因此,牡蛎对糖尿病患者来说是非常有价值的营养食材。

【 其他保健功效 】

预防感染、保养皮肤、预防贫血、促进发育、改善失眠、降血压、延缓衰老、提高免疫力

国医小课堂

◎在购买海鲜时,最忌挑到被重金属污染过的产品。因此,在挑选牡蛎时也要避免发生这种状况。

◎在选择牡蛎时,以外形小而饱满者为佳,并且要选不带绿色的牡蛎。带绿色的牡蛎可能含有过量的铜。此外,还应看其外壳是否完全闭合、有没有腥味。

◎牡蛎的含钠量比较高,烹煮时不宜添加太多盐,以免钠摄取过量,增加心血管负荷。

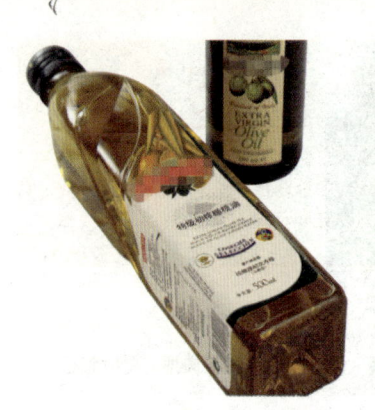

橄榄油*

有效成分

ω-3脂肪酸、亚油酸、亚麻油酸、维生素A、维生素E、角鲨烯

【降糖原理】

橄榄油中的亚油酸等成分具有稳定血糖的作用。这是因为亚油酸、亚麻油酸进入体内后，会转化成调整身体状态的前列腺素，从而间接地起到改善血糖值的作用。此外，橄榄油中含有的维生素E、角鲨烯等抗氧化剂能保护糖尿病患者的胰岛素细胞，使其免受自由基的破坏。

【其他保健功效】

抗氧化、降低胆固醇、预防血栓、降血压、强化心血管、保护皮肤、抗衰老、预防胃炎

国医小课堂

◎橄榄油的热量较高，糖尿病患者应适量摄取，不宜多食。

◎橄榄油的营养元素随原料的不同有所差别，因此在购买之前应仔细查看原产地，以便选择适合自己的橄榄油。

◎橄榄油也有优劣之分，有机特级原生橄榄油和原产地保护认证特级原生橄榄油是橄榄油中级别较高的橄榄油，在购买时一定要仔细辨识。

◎爱美的女性可经常用橄榄油涂抹眼角皱纹处，能起到淡化和消除皱纹的作用。

第二章 建议少吃或不吃的食物

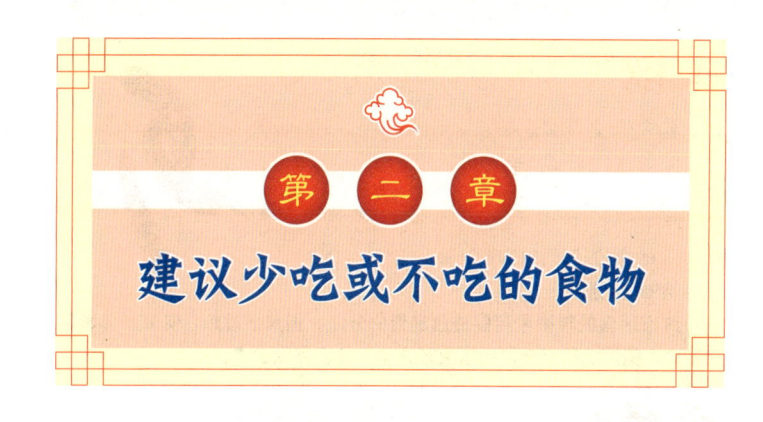

糖类食物在体内代谢的最终产物是葡萄糖，葡萄糖在体内的含量增多，就容易使血糖升高。因此，对于糖尿病患者或糖尿病高危人群来说，了解糖类的知识对控制血糖是至关重要的。下列方法可以帮助糖尿病患者减少食用糖类。

◎经常检查日常菜谱，避免用蔗糖进行烹调，确有需要可用甜味剂代替。

◎在茶、咖啡等饮料中不要添加蔗糖，不喝含有蔗糖的饮料。

◎白开水是最好的解渴剂，如果一定要喝甜饮料，也应选择一些低热量饮料。

◎对于喜欢将蜂蜜、果酱抹在面包上食用的患者，应尽可能用甜味剂果酱代替，且不用或少用奶油。

◎目前市面上的低脂酸奶或普通酸奶蔗糖含量较高，因此糖尿病患者不宜过量食用。

◎少吃高热量、高脂肪的零食，大量食用会影响血糖的控制。

不过，患有糖尿病并不意味着需要绝对禁用精制糖，尤其发生低血糖时，需要及时补糖来缓解低血糖症状。

辣椒 ⊗

【专家建议】尽量少吃!

【关键营养指标】(每100克)

热量（千卡）：23.0　碳水化合物（克）：11.0
蛋白质（克）：15.0　脂肪（克）：1.2

【食量估算】不超过30克/餐

【禁忌理由】

　　辣椒所含的辣椒素可促进胰岛素的分泌，但辣椒性热、味辛，多食助热生火，糖尿病患者多属阴虚火旺之体，故应尽量少食。

甜菜 ⊗

【专家建议】尽量不吃!

【关键营养指标】(每100克)

热量（千卡）：75　碳水化合物（克）：23.5
蛋白质（克）：1.0　脂肪（克）：0.1

【食量估算】不超过30克/餐

【禁忌理由】

　　甜菜含糖量高，糖尿病患者食用后血糖会明显升高，所以尽量不要吃。

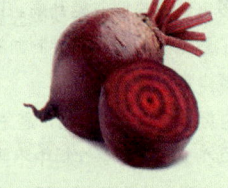

红薯 ⊗

【专家建议】尽量不吃!

【关键营养指标】(每100克)

热量（千卡）：105　碳水化合物（克）：24.9
蛋白质（克）：2.1　脂肪（克）：0.2

【食量估算】不超过30克/餐

【禁忌理由】

　　红薯含糖量较高，通常在20%以上，食用后人体血糖会明显升高，因此糖尿病患者不宜食用。

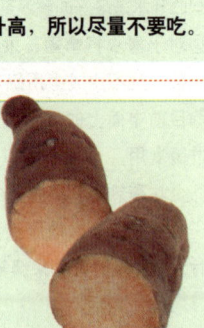

大葱 ⊗

【专家建议】尽量少吃!

【关键营养指标】(每100克)

热量（千卡）：30　碳水化合物（克）：6.5
蛋白质（克）：1.3　脂肪（克）：0.3

【食量估算】不超过10克／餐

【禁忌理由】

　　食用大葱过量易使人视线模糊，对视力有一定的不良影响，糖尿病合并眼病患者不宜多吃。

荸荠 ⊗

【专家建议】尽量不吃!

【关键营养指标】(每100克)

热量（千卡）：91　碳水化合物（克）：21
蛋白质（克）：1.5　脂肪（克）：0.1

【食量估算】不超过10个／餐

【禁忌理由】

　　荸荠含大量淀粉，淀粉在人体内会转化为葡萄糖；同时，荸荠本身的含糖量也很高，可达到18%，因此糖尿病患者不宜食用。

杏 ⊗

【专家建议】尽量不吃!

【关键营养指标】(每100克)

热量（千卡）：36　碳水化合物（克）：9.1
蛋白质（克）：0.9　脂肪（克）：0.1

【食量估算】不超过5个／餐

【禁忌理由】

　　杏性温热，多食易上火。糖尿病患者多属阴虚内热之体，且免疫力较差，应尽量不吃。

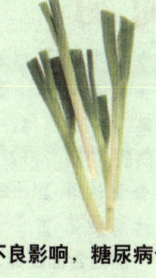

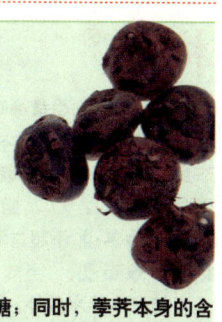

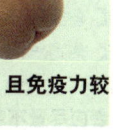

31

葡萄 ⊗

【专家建议】尽量不吃!

【关键营养指标】(每100克)

热量（千卡）：41　碳水化合物（克）：10.0
蛋白质（克）：0.2　脂肪（克）：0

【食量估算】不超过100克／天

【禁忌理由】

　　葡萄含葡萄糖、果糖及少量蔗糖、木糖，其中葡萄糖含量最高，可超过10%，因此糖尿病患者应尽量不吃。

柿子 ⊗

【专家建议】尽量不吃!

【关键营养指标】(每100克)

热量（千卡）：48　碳水化合物（克）：11.0
蛋白质（克）：0.7　脂肪（克）：0.1

【食量估算】不超过50克／天

【禁忌理由】

　　柿子中除水分外，所含大部分物质为糖类物质（包括蔗糖、葡萄糖、果糖等），糖尿病患者应尽量不吃。

桃 ⊗

【专家建议】尽量不吃!

【关键营养指标】(每100克)

热量（千卡）：48　碳水化合物（克）：12.2
蛋白质（克）：0.9　脂肪（克）：0.1

【食量估算】不超过1个／天

【禁忌理由】

　　桃性热，含糖量高，体虚、胃肠功能比较弱及患有肾衰竭的糖尿病患者应尽量不吃。

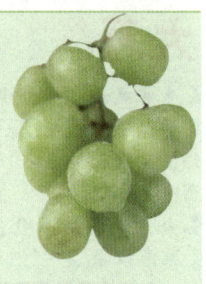

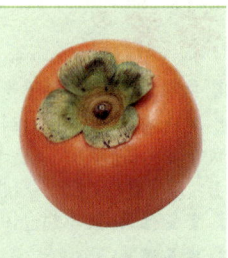

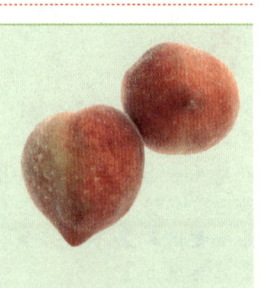

芦柑⊗

【专家建议】尽量不吃!

【关键营养指标】(每100克)

热量（千卡）：43　碳水化合物（克）：10.3
蛋白质（克）：0.6　脂肪（克）：0.2

【食量估算】不超过100克／日

【禁忌理由】

芦柑中除水分外，所含大部分物质为糖类物质，包括葡萄糖、果糖、木糖等，多食易导致血糖升高，所以糖尿病患者应尽量不吃。

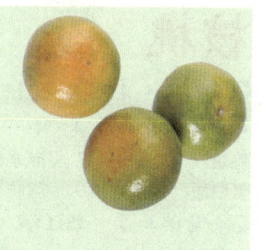

甜杏仁⊗

【专家建议】尽量少吃!

【关键营养指标】(每100克)

热量（千卡）：514　碳水化合物（克）：2.9
蛋白质（克）：24.7　脂肪（克）：44.8

【食量估算】不超过5克／日

【禁忌理由】

甜杏仁含糖量较高，多食不利于血糖控制。另外，其性温，多食易诱发腹泻、疖肿等症。

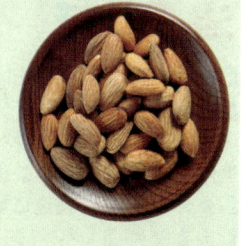

栗子⊗

【专家建议】尽量不吃!

【关键营养指标】(每100克)

热量（千卡）：345　碳水化合物（克）：78.4
蛋白质（克）：5.3　脂肪（克）：1.7

【食量估算】不超过3颗／日

【禁忌理由】

栗子性温热，且含糖量高，食用后易上火，且会导致血糖升高，糖尿病患者应尽量不吃。

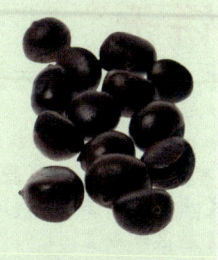

核桃⊗

【专家建议】尽量不吃！

【关键营养指标】(每100克)

热量（千卡）：627　碳水化合物（克）：19.1
蛋白质（克）：14.9　脂肪（克）：58.8

【食量估算】不超过5克／日

【禁忌理由】

中医认为，核桃性温热，因此，属阴虚内热之体的糖尿病患者应尽量不吃。

油条⊗

【专家建议】尽量不吃！

【关键营养指标】(每100克)

热量（千卡）：386　碳水化合物（克）：50.1
蛋白质（克）：6.9　脂肪（克）：17.6

【食量估算】不超过15克／餐

【禁忌理由】

油条中油脂和糖含量较高，进食后不利于血糖控制。另外，油条是在持续高温的油中炸制的，含有多种非挥发性有毒物质，长期食用可导致癌症。

饼干⊗

【专家建议】尽量不吃！

【关键营养指标】(每100克)

热量（千卡）：433　碳水化合物（克）：70.5
蛋白质（克）：9　脂肪（克）：12.6

【食量估算】不超过10克／餐

【禁忌理由】

饼干中糖含量太高且水分较少，糖尿病患者进食后血糖会升高，口渴多饮症状会加重，故应尽量不吃。

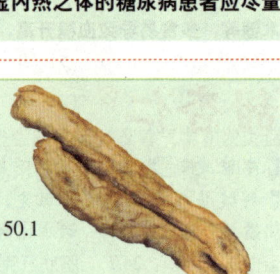

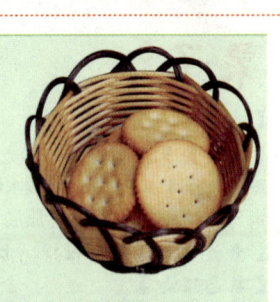

月饼 ⊗

【专家建议】尽量不吃！

【关键营养指标】（每100克）

热量（千卡）：405　碳水化合物（克）：62.5
蛋白质（克）：8.2　脂肪（克）：13.6

【食量估算】不超过15克／餐

【禁忌理由】

　　月饼的主要成分是面粉、白糖和油脂，进食后会导致血糖升高，因而糖尿病患者应尽量不吃。

猪肉松 ⊗

【专家建议】尽量不吃！

【关键营养指标】（每100克）

热量（千卡）：396　碳水化合物（克）：49.7
蛋白质（克）：22.4　脂肪（克）：11.7

【食量估算】不超过10克／餐

【禁忌理由】

　　猪肉松中糖及油脂含量过高，食用后血糖会升高，因此肥胖者、糖尿病患者忌食。

蛋糕 ⊗

【专家建议】尽量不吃！

【关键营养指标】（每100克）

热量（千卡）：347　碳水化合物（克）：66.5
蛋白质（克）：8.6　脂肪（克）：5.1

【食量估算】不超过10克／餐

【禁忌理由】

　　蛋糕的主要成分为淀粉、奶油、蛋黄，淀粉进入人体后会转化为葡萄糖，奶油、蛋黄中饱和脂肪酸、胆固醇的含量较高，进食后血糖会升高。

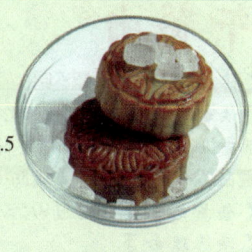

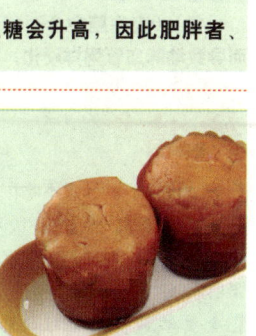

午餐肉⊗

【专家建议】尽量不吃!

【关键营养指标】(每100克)

热量（千卡）：229　碳水化合物（克）：12.0
蛋白质（克）：9.4　脂肪（克）：15.9

【食量估算】不超过10克／餐

【禁忌理由】

　　午餐肉中糖和钠（每100克中含钠近1000毫克）的含量都较高，糖尿病患者食用后容易引发高血压、动脉粥样硬化等并发症。

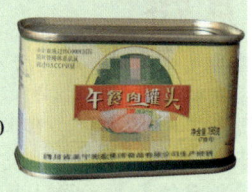

牛脑⊗

【专家建议】尽量不吃!

【关键营养指标】(每100克)

热量（千卡）：149　碳水化合物（克）：0.1
蛋白质（克）：12.5　脂肪（克）：11.0

【食量估算】不超过10克／餐

【禁忌理由】

　　每100克牛脑中含2447毫克胆固醇，多食易引起血管硬化、闭塞，从而导致动脉血管粥样硬化，引发心脑血管并发症。

炸鸡⊗

【专家建议】尽量不吃!

【关键营养指标】(每100克)

热量（千卡）：279　碳水化合物（克）：10.5
蛋白质（克）：20.3　脂肪（克）：17.3

【食量估算】不超过75克／天

【禁忌理由】

　　油炸食品多属热性食物，热量较高，糖尿病患者应尽量少吃炸鸡等油炸食品。

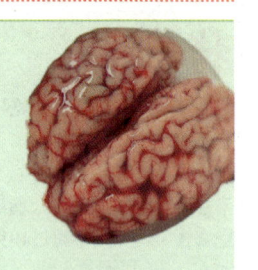

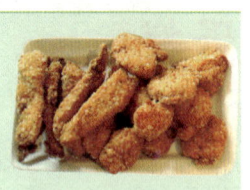

第三章 建议的常用中药

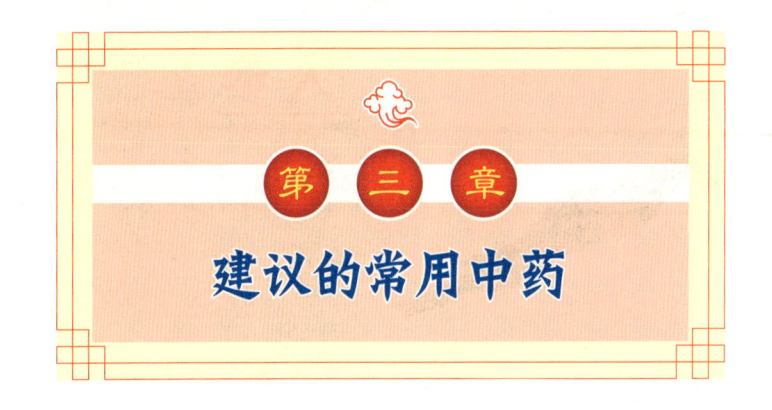

生活中有些药物会对人体产生毒副作用,这大部分是由于超量、过久服用所致。所以,合理用药就显得尤为重要。合理用药包括服用安全剂量的药物、依据病症用药、在医生指导下用药或依据药物说明书用药等。切忌长期使用、过量使用、滥用药物。糖尿病患者在服用中药时需要注意以下事项。

◎服用安全剂量的药物。要依据病症且在医生指导下用药,或依据药物说明书用药。

◎炮制不当的中药、制剂不当的中药、伪劣中药都可能引发毒副作用,因此购买和服用质量合格的药物是治疗疾病的前提。

◎传统中医认为,在不同的时间服药,药物疗效差异很大。服中药的时间取决于病情和药物的性质。汤剂一般每日1剂,煎2次分服,两次间隔时间为4～6小时。临床服用时可根据病情增减,至于是饭前服药还是饭后服药,要依据不同的疾病和药物而定。一般来说,如果病位在胸膈以上者,如眩晕、头痛、目疾、咽痛等,宜饭后服用;如果病位在胸腹以下者,如胃、肝、肾等脏腑疾病,宜饭前服用。没有明确规定的,则最好在饭后服用,特殊药物应注意特殊的服药时间。

人参

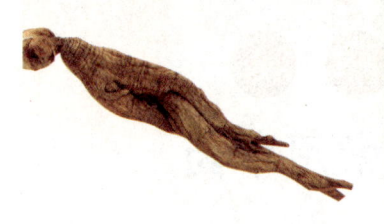

别名
人衔、鬼盖、地精

性味归经
味甘、微苦，性微温；归脾、肺经。

人参是名贵补药，在我国已有约四千年的药用历史，久服可健身延年，有很高的医疗价值和经济价值。但是，由于长期过度采挖，人参的天然分布区逐步缩小，以"上党参"为代表的中原产区（即山西南部、河北南部、河南、山东西部）早已不见人参踪影。

目前，东北的野生人参也极其罕见。野生人参多生于以红松为主的针阔叶混交林或杂木林中，分布于长白山、小兴安岭的东南部。野生人参的采挖时间一般在7—9月，这时人参果实成熟且呈红色，比较容易被人发现。野生人参制作大部分采用生晒的方法，把人参洗刷干净后，先用硫黄熏，再在阳光下暴晒，反复四五次，最后用炭火缓缓烘干。

保健功效

活血降糖、大补元气、补脾益肺、滋阴养阴

药理作用

人参有降低血糖的作用，能使糖尿病患者的一般症状得以改善，对肾上腺素或高渗葡萄糖引起的高血糖有抑制作用，既能降低饮食性高血糖，又能升高因胰岛素缺乏引起的低血糖。

在研究人参多肽的降血糖作用实验中发现：人参多肽能降低正常血糖和肝糖原，对总血脂无明显影响。对肾上腺素、四氧嘧啶及葡萄糖引起的高血糖有抑制作用，并能增强肾上腺素对肝糖原的分解。

知母

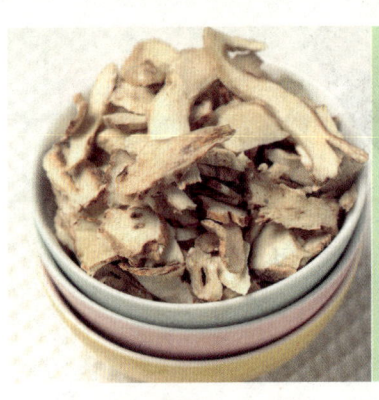

别名
毛知母、知母肉、地参

性味归经
味苦、甘,性寒;归肺、胃、肾经。

知母为多年生草本,全高60～130厘米,叶由基部丛生,细长,披针形,长33～66厘米。花茎自叶丛中长出,直立,圆柱形,总状花序,花淡紫色。果实为长椭圆形,内有多数黑色种子。根茎横生于地下,略呈扁圆形,上面密生金黄色长绒毛。

【保健功效】

降血糖、清肺热、清胃火、泻肾火

【药理作用】

知母中主要含有知母聚糖,该物质能降低由四氧嘧啶诱发的高血糖,增加肝糖原含量,增加骨骼肌对脱氧葡萄糖的摄取能力。

国医小课堂

◎知母久用或大量使用有化燥伤阴的缺点。但是,对由肾阴虚引起的夜间频尿、腰酸等症状有缓解作用。
◎有腹泻症状的人不宜多食。
◎脾胃虚寒者禁服。

地骨皮

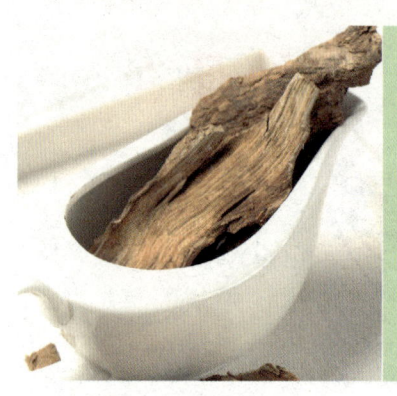

别名
地骨、枸杞子根、枸杞子菜

性味归经
味甘,性寒;归肺、肾经。

地骨皮野生或栽培于海拔2000~3000米的河岸、山坡、渠畔或盐碱地的砂质土壤中,分布于河北、内蒙古、山西、陕西、宁夏、甘肃、青海、新疆等地。春初或秋后采挖,洗净泥土,剥下根皮,晒干。据《本草述》记载,地骨皮主治虚劳发热,往来寒热,诸见血证,鼻衄,咳嗽血,咳嗽、喘,消瘅,中风,眩晕,腰痛,行痹,脚气等症。

保健功效

降血糖、防治肺热咳喘、凉血、治恶疮、清虚热

药理作用

研究显示,地骨皮提取物对血清总胆固醇和甘油三酯均有显著降低作用,地骨皮的煎剂、浸剂、酊剂及注射剂均有明显的降压作用。因此,地骨皮对糖尿病合并高血压、高血脂患者有很好的疗效。

国医小课堂

地骨皮一般有两种制法:净制和炒制。净制是取原材料,除去杂质及残留木心,洗净,晒干;炒制是先将锅烧热,加入麦麸至冒烟时,加入地骨皮片,炒到微黄色,筛去麦麸。

黄连

别名

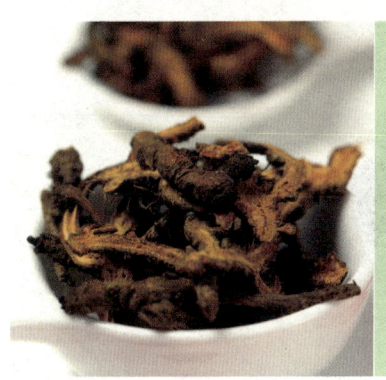

小黄连、小叶三棵针、鸡爪连

性味归经

味苦,性寒;归心、肝、胃、大肠经。

黄连野生或栽培于海拔1000～1900米的山谷凉湿荫蔽密林中,栽培4～6年后可采收,以第5年采挖最好,一般在秋末冬初采收。挖出根茎,除去地上部分及泥土,烘干,趁热装在"撞笼"内撞去须根。

黄连既能清热泻火、清心安眠、凉血止血、解毒止痢,又能治阴血不足、心烦不眠之症。

保健功效

降血糖、治心火内炽、止血、安胎

药理作用

黄连中含有黄连碱、小檗碱及其衍生物。实验证明,小檗碱不但不会影响胰岛素的分泌和释放,也不影响肝细胞膜胰岛素受体的数目和亲和力,而且可以抑制以丙氨酸为底物的糖原异生,小檗碱与血乳酸也密切相关,因而,小檗碱可通过糖原异生或促进糖酵解产生降糖作用。

国医小课堂

中药煎煮之前不要清洗,这是因为中药中有不少药材是粉末类的,也有的在配药时需研碎,如桃仁、龙骨、滑石粉等,如果用水洗,会造成这些药物的流失。

麦冬

别名

寸冬、麦门冬

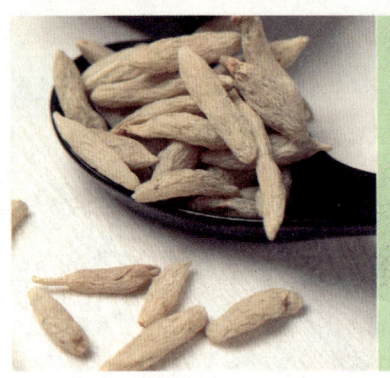

性味归经

味甘、微苦，性微寒，归心、脾、胃经。

野麦冬多在清明后采挖。起挖后，剪下块根，洗净泥土，晒3～4天，堆放在通风的地方，使其返潮，蒸发水汽，约3天，摊开再晒，如此反复2～3次，晒干后除净须根和杂质。《本草汇言》记载，麦冬，清心润肺之药，主治心气不足、惊悸怔忡、健忘恍惚、精神失守，能益精强阴、解烦止渴、美颜色、悦肌肤、退虚热、解肺燥、定咳嗽，真可持之为君，而又可借之为臣使也！

【保健功效】

降血糖、养阴润肺、益胃生津、清心除烦

【药理作用】

麦冬多糖对四氧嘧啶所致的血糖升高有明显抑制作用，这说明麦冬多糖能减轻四氧嘧啶对胰岛B细胞的损伤程度，或对这种损伤具有一定程度的保护和修复作用。

国医小课堂

◎过量服用麦冬引起的过敏表现为呕吐、心慌、烦躁、瘙痒等。
◎风寒感冒、痰湿咳嗽或脾胃虚寒泄泻者忌用。
◎临床上常用的中药有麦冬、山麦冬、大麦冬等，购买时需注意区分。

黄芪

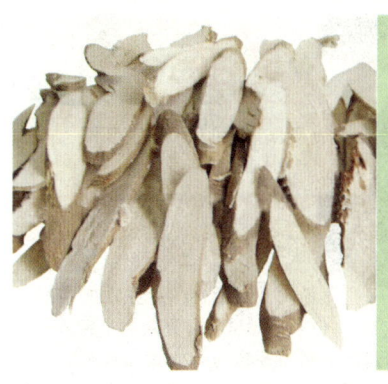

别名
白水芪、绵黄芪、赤水芪

性味归经
味甘，性微温；归脾、肺经。

黄芪多生于向阳山坡、稀疏的灌木林中、沟边及林间草地。目前，野生黄芪日益减少，药材来源主要为人工栽培。每年8—10月挖取，除去泥土，进行晾晒，在晾晒至六七成干时，按等级用绳捆成5千克的捆，再晒至干，即为商品生芪。进一步加工，可将生芪拣净杂质，除去残茎，分开大小条，洗净，捞出润透，切成厚片，即为黄芪片。

【保健功效】

降血糖、益卫固表、补气升阳、利水消肿

【药理作用】

黄芪多糖能增强机体免疫功能，如可使脾脏内浆细胞增生，促进抗体合成等，被认为是一种免疫调节剂，对人体自身免疫性疾病也有良好作用。这与黄芪补气、扶正、维持机体内环境平衡、提高机体抗病能力、双向调节血糖作用有密切关系。糖尿病患者气虚偏重，临床应用效果较佳。

国医小课堂

黄芪甘温，补气升阳，利水消肿，偏重于补脾阳；山药甘平，补脾养肺，养阴生津，益肾固精，侧重于补脾阴。因此，黄芪宜与山药配伍，一阳一阴，相互促进，促运化，有治疗糖尿病的功效。

灵芝

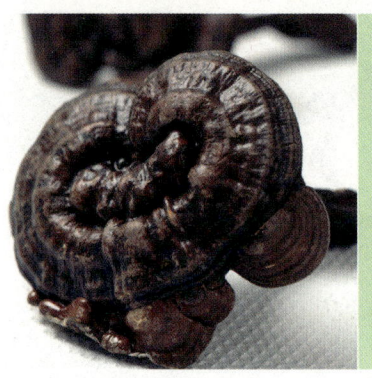

别名
灵芝草、木灵芝、赤芝

性味归经
味甘,性温润,归心、脾、肾、肺经。

灵芝自古以来就被认为是吉祥、富贵、美好、长寿的象征,有"仙草""瑞草"之称,传统中医长期以来一直将其视为滋补强壮、固本扶正的珍贵中草药。医学经典《神农本草经》和《本草纲目》中,都对灵芝的功效有详细的记载。

【保健功效】

降血糖、安心养神、改善心肌微循环、去脂降压、延年益寿

【药理作用】

实验证明,服用灵芝后可改善血糖、尿糖等症状。灵芝中的水溶性多糖,可减轻非胰岛素依赖型糖尿病的发病程度。灵芝还能有效地扩张冠状动脉,增加冠脉血流量,改善心肌微循环,增强心肌氧和能量的供给。因此,灵芝对心肌缺血具有保护作用,可广泛用于冠心病、心绞痛等的治疗和预防,是治疗糖尿病及合并心血管疾病的良药。

国医小课堂

人工栽培的灵芝是同期播种,一般大小整齐度一致,形状也规则。野生灵芝分为不同的品种,每个品种形状各有特点,因此,一般大小不一,不像人工栽培的那样同一批大小差不多。

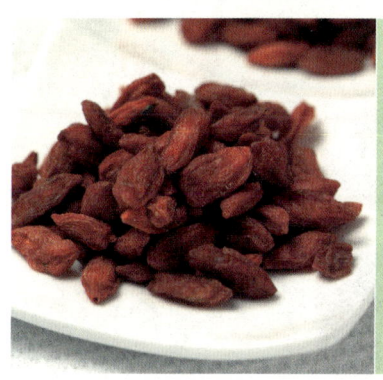

枸杞子

别名
西枸杞、中宁枸杞、山枸杞

性味归经
味甘，性平，归肝、肾、肺经。

《神农本草经》记载，枸杞子久服坚筋骨，轻身不老。《本草经疏》记载，枸杞子润而滋补，兼能退热，而专于补肾、润肺、生津、益气，为肝肾真阴不足、劳乏内热补益之要药。

保健功效

降血糖、滋肾润肺、补肝明目、延年益寿

药理作用

枸杞子提取物有显著持久的降糖作用，可使人体糖耐量升高，其有效成分为胍类衍生物及黄酮类。枸杞多糖降糖效果也十分明显。研究表明，不同剂量枸杞水煎液均有降低血中总胆固醇、甘油三酯、低密度脂蛋白胆固醇的作用，对糖尿病合并高血脂者疗效显著。

国医小课堂

◎任何滋补品都不要过量食用，枸杞子也不例外。一般来说，健康的成年人每天食用20克左右的枸杞子比较合适，如果想起到治疗效果，每天可食用30克左右。
◎性情过于急躁或患有高血压者，为避免上火，不宜服用枸杞子。

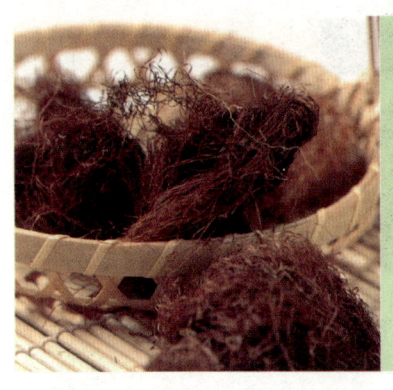

玉米须

别名

玉麦须、玉蜀黍蕊

性味归经

味甘、淡,性平;归膀胱、肝、肾经。

玉米须是玉蜀黍(玉米)的花柱和花头,在全国各地均有分布。药用部位为玉米须的花柱,一般在夏秋收获玉米时采收,晒干或烘干,生用。

研究发现,玉米须含有挥发性生物碱、黄酮、固醇、肌醇、多糖等,可用于多种病症的治疗。

【 保健功效 】

降血糖、利尿消肿、清肝利胆

【 药理作用 】

实验表明,玉米须水煎剂可明显降低四氧嘧啶引起的糖尿病患者的血糖,30克玉米须的降糖作用与100毫克苯乙双胍的作用相当。许多人用玉米须治疗糖尿病并取得了较好的疗效。另外,其发酵制剂也有非常显著的降血糖作用。

国医小课堂

◎玉米须入煎剂常用量为15~30克。
◎取玉米须、白茅根各60克,大枣10枚,猪小肚500克,同煮至烂熟。适用于小便减少、湿热、黄疸等症。
◎玉米须忌过量服用。

玄参

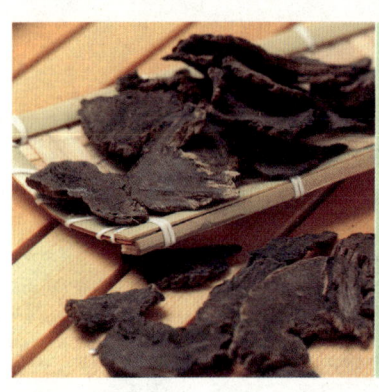

别名
黑参、元参

性味归经
味苦、甘、咸，性寒；归肺、胃、肾经。

玄参为多年生草本植物，根似圆柱形，中间略粗或上粗下细，有的微弯曲，长6～20厘米，直径1～3厘米。表面呈灰黄色或灰褐色，有不规则的纵沟、横向皮孔及稀疏的横裂纹和须根痕。气特异似焦糖，药用部位为根部。一般在立冬前后茎叶枯萎时采挖，除去根茎幼芽、须根及泥沙，晒或烘至半干，堆放3～6天，反复数次直至干燥，切片，生用。

保健功效

降血糖、滋阴降火、软坚散结、清热解毒、活血化瘀

药理作用

现代药学研究发现，玄参的水浸出液、流浸膏能降低血糖。另外，玄参能升高正常人红细胞胰岛素总结合率及最高结合率，可用于治疗糖尿病。

国医小课堂

◎脾胃虚寒、食欲不振、大便稀薄或脾胃有湿者忌用。
◎《本草纲目》认为，玄参反藜芦，恶黄芪、大黄、山茱萸，因此，玄参不要和上述中药同用。
◎血虚腹痛及体质虚寒者忌用玄参。

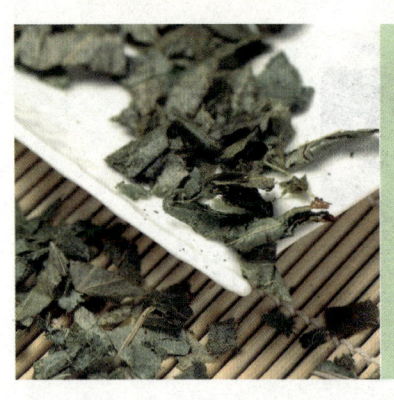

淫羊藿

别名

仙灵脾、千两片、三叉风

性味归经

味辛、甘，性温，归肝、肾经。

淫羊藿主产于陕西、四川、广西、湖北、辽宁等地，属小檗科多年生草本植物。淫羊藿除去粗梗和杂质，晒干，切丝生用。如用熔化的羊脂油炒淫羊藿丝，即为炙淫羊藿。

《神农本草经》认为，淫羊藿有利小便、益气力、强志等作用。《日华子本草》称其能"补腰膝、强心力、可用于一切冷风劳气、丈夫绝阳不起、女子绝阴无子、筋骨挛急、四肢不任"。

保健功效

降血糖、补肾壮阳、祛风除湿、止咳平喘

药理作用

淫羊藿提取液有明显的降血糖作用，并可维持1小时以上，对糖尿病合并高血脂者有很好的疗效。

国医小课堂

◎淫羊藿壮阳助火，实热证及阴虚火旺者不宜服用。临床应用时应酌情配伍滋阴药，切勿耗伤肾阴。

川芎

别名

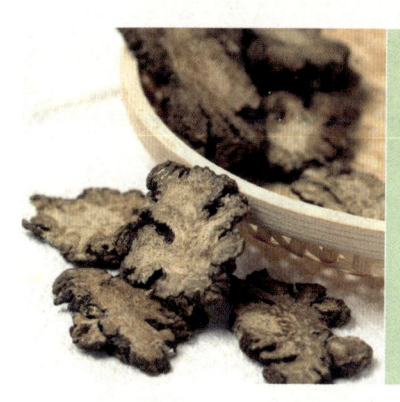

西川芎、大川芎

性味归经

味辛，性温，归肝、胆、心包经。

川芎为多年生草本，主产于四川灌县，花期在7—8月，果期在8～9月。川芎以个大饱满、质坚实、断面色黄白、油性大、香气浓者为佳。川芎的药用部位为根茎，多在5月采挖，晒后烘干，切片生用；用小火炒至微焦，放凉，即为炒川芎；用酒拌川芎片，并焖透、小火炒干，即为酒川芎。

保健功效

降血糖、活血行气、祛风止痛

药理作用

川芎中含有川芎嗪，其可以有效改善微循环，使其口径、流速、流量、毛细血管数等方面均有明显改善，动脉的改善效果最明显。川芎对单纯性糖尿病视网膜病变也有较好的疗效，同时还可使血浆脂质过氧化物降低，明显改善糖尿病合并心脏病的症状。

国医小课堂

川芎与茶芎常易发生混淆。实际上，川芎呈卵圆形结节状团块，表面黄褐色，有多数瘤状突起的轮节，分散排列，顶端有凹陷的类圆形茎痕；茶芎则呈扁圆形结节状团块，表面棕褐色，有乳头状突起的轮节，排成一行，顶端有微突起的茎痕及数层同心性轮环。

玉竹

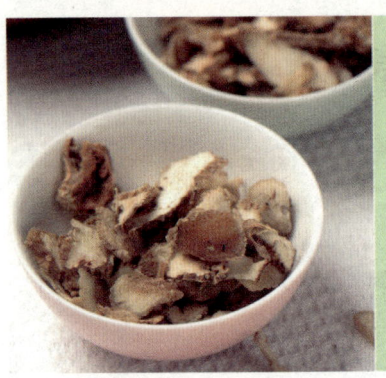

别名
地节、玉术竹、黄连竹

性味归经
味甘，性平，归肺、胃经。

玉竹生于山野阴湿处、林下及灌丛中。主产于湖南、河南、江苏、浙江等省。野生玉竹四季可采，人工栽培的玉竹一般在种植2～3年后，于春、秋两季采挖，去净须根、泥土，稍晾后用手揉搓，反复晒揉2～3次，至内无硬心。

保健功效

降血糖、滋阴润肺、清热除烦、固护胃阴

药理作用

中医认为，玉竹根茎中含有多种有效物质及多量黏液等，有强壮滋养药，有降血糖的作用。因此，在医师指导下，玉竹非常适宜糖尿病合并高血压、心脏病的患者服用。从现代药理来看，玉竹含有配糖体，即玉竹素和铃兰素等，具有调节血糖的功效。

国医小课堂

◎胃有痰湿气滞者忌服。
◎就降糖作用而言，中药没有西药见效快，但它注重整体调控，适合非胰岛素依赖型糖尿病患者及伴有慢性血管神经并发症者，但胰岛素依赖型患者不适合此药。

何首乌

别名
首乌

性味归经
味甘、涩，性微温；归肝、肾经。

野生何首乌主产于我国河南、湖北、安徽、四川一带。入药部位为植物何首乌的块根，立秋之后采挖，切厚片，干燥；或用黑豆煮汁拌何首乌，再蒸至内外均呈棕黄色，晒干。前者称为生首乌，后者称为制首乌，二者功效不同，服用时注意区分。

【 保健功效 】

降血糖、养血益肝、固精益发、乌须黑发、强壮筋骨

【 药理作用 】

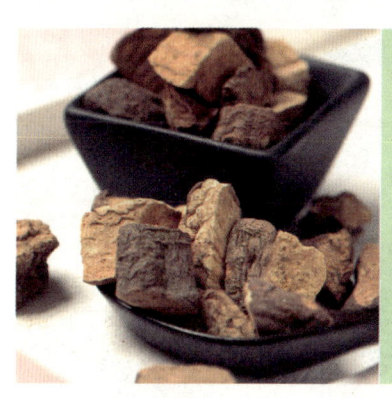

从何首乌中萃取出的白藜芦醇，可以帮助细胞避免钙超载现象，减缓胰腺炎的恶化，减少急性胰腺炎中胰腺细胞的损伤和继发性的肺损伤，并有效保护心肌细胞抵抗因糖尿病所产生的自由基带来的伤害。另外，何首乌中的蒽醌类物质，具有降低血糖、胆固醇的作用，对糖尿病并发高血脂、动脉粥样硬化患者非常有益。

国医小课堂

服用何首乌时如出现过敏现象，应停药并立即就医。另外还应注意，何首乌不宜与猪羊肉血、铁剂、萝卜、葱、蒜等一起食用。大便稀薄或腹泻者也不宜服用。

葛根

别名
葛条、鸡齐、鹿藿

性味归经
味甘、辛，性平；归脾、肺经。

葛根生于山坡草丛中或路旁且较阴湿的地方。主产于湖南、河南、浙江、广东、广西、四川、云南，为多年生草质藤本，植株全体密生棕色粗毛。块根圆柱状，肥厚，外皮灰黄色，内部粉质，纤维性很强。初春或霜降后采挖，洗净刮去外皮、切片、晒干或烘干。

保健功效

降血糖、解肌退热、生津止渴、滋润筋脉、扩张心脑血管、改善血液循环、降血脂

药理作用

葛根含有葛根素，口服葛根素能使四氧嘧啶所致高血糖明显下降，血清胆固醇含量减少。当选用最低有效剂量的葛根素与小剂量阿司匹林组成复方时，降血糖作用明显加强，且疗效可维持24小时以上，并能明显改善人体的糖耐量，有效对抗肾上腺素的升血糖作用，非常适宜糖尿病患者服用。

国医小课堂

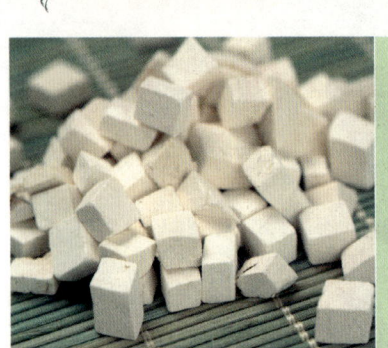

◎阴虚火旺且上盛下虚者不宜多用葛根。
◎胃寒者应慎服。

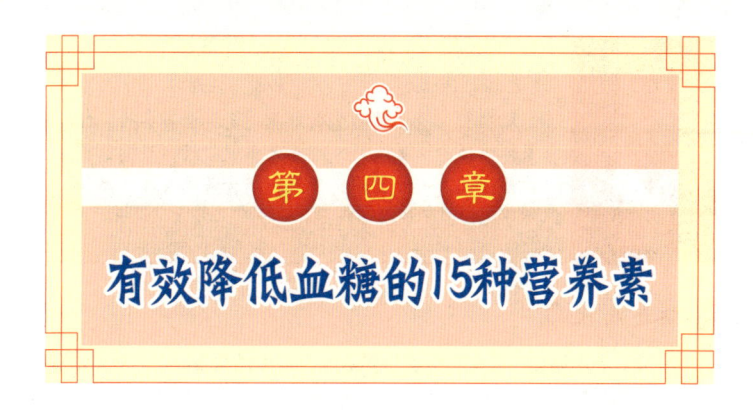

第四章 有效降低血糖的15种营养素

原发性糖尿病是由体内营养素失调所导致的慢性代谢性疾病,因此,应从营养素平衡角度进行治疗。人体必需的六大类营养素包括糖类(碳水化合物)、脂肪、蛋白质、维生素、矿物质(无机盐)及水。在通过食物及其他途径摄取上述营养素时,需要注意以下事宜。

◎适量摄入糖类。每天至少需摄取100克以上的糖类(一般在200～300克),否则不利于病情的控制。

◎亚麻油酸及次亚麻油酸等不能在人体内制造,需从外界获得。

◎糖尿病患者应摄取的蛋白质量与常人相同,但如果有肾脏并发症时则需限制,以免增加肾脏负担。

◎维生素具有调节生理机能的功能,人体缺乏维生素将会产生机能障碍,所以每天要摄取适量的维生素。

◎均衡摄取奶类、五谷类、根茎类、肉鱼豆蛋类、蔬菜类、水果类及油脂类就可适度摄取矿物质。必要时,也可以考虑使用补充剂进行补充。

◎水能够促进食物的消化与吸收,维持正常的循环与排泄机能,调节体温,以及维持体内电解质的平衡。

镁

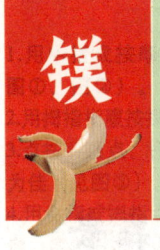

镁是维持心脏正常运作的重要元素，它能辅助心脏顺利收缩、跳动，将血液运送至全身各处。如果体内镁的含量不足，会导致血管收缩，进而造成血压上升。研究显示，血液中镁含量正常者，患动脉硬化的概率较低。

【缺乏症状】

心悸、动脉硬化、食欲不振、生长缓慢、情绪焦虑暴躁、过敏、心律不齐、虚弱疲倦、手脚颤抖、失眠或睡眠品质不佳、低血糖、肌肉痉挛、经常性头痛、血压升高

【保健功效】

降低胆固醇、预防酒精中毒、保护心脏机能、协助蛋白质合成、调节细胞渗透、维持人体酸碱平衡、维持肌肉正常功能、保持激素正常运作、活化体内多种酶系统、细胞新陈代谢的必需元素、辅助钙与钾的吸收、调控血压、调节神经细胞、防止骨骼钙化、调节血糖

【食物来源】

小麦胚芽、燕麦、糙米、紫菜、海带、花生、核桃、杏仁、牛奶、黄豆、鲑鱼、鲤鱼、鳕鱼、大蒜、无花果、柠檬、苹果、香蕉、葡萄柚、巧克力等。

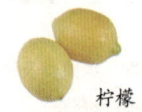

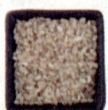

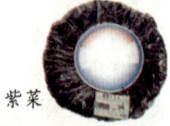

柠檬　　　糙米　　　紫菜

国医小课堂

如果患者的体内缺乏镁，可能会降低胰岛素刺激葡萄糖吸收的效果。胰岛素阻抗的状况一旦发生，血糖的控制就会困难。所以，糖尿病患者应适量多摄入镁含量较多的食物。

钙

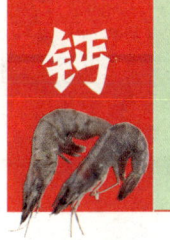

人体中99%的钙储存于牙齿与骨骼中，其余的1%则分布于各器官组织与体液里，例如血液。血液中的钙具有调节血糖、降低血脂、防止血栓的功能。大部分食物中含有不同剂量的钙，奶及奶制品所含的钙更易于吸收。

【缺乏症状】

骨质疏松、易骨折、经常性腰背酸痛、肌肉痉挛

【保健功效】

调节血糖、促进睡眠、促进血液凝集、协助体内铁的代谢、预防直肠癌、维持心律规则、促进神经系统机能、控制肌肉收缩、强化骨骼与牙齿、协助维生素B_{12}吸收

【食物来源】

芹菜、西蓝花、紫甘蓝、芥蓝、黄豆、豆腐、牛奶、酸奶、紫菜、小鱼干、虾等。

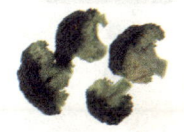

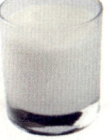

| 西蓝花 | 牛奶 | 芹菜 | 黄豆 |

国医小课堂

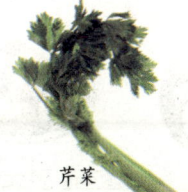

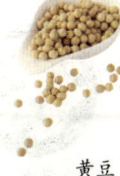

◎成年人每日应摄取800毫克钙，相当于喝800克牛奶。
◎蛋白质与维生素D有利于钙质的吸收，因此在补充钙质的同时应摄取富含蛋白质及维生素D的食物。需要注意的是，摄取应适量，过多则会妨碍铁、锌等矿物质的吸收。

锰

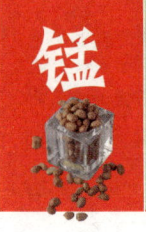

锰是帮助糖类、脂类、蛋白质代谢的酶的构成成分，可以促进胰岛素作用的发挥，当体内缺少锰时，会引起脂肪酸代谢异常，促使血糖升高。因此，对于胰岛素依赖型糖尿病患者而言，如同时有锰缺乏现象，在补充锰后，对胰岛素的需求量也会降低。

缺乏症状

脂肪酸代谢异常、血糖升高

保健功效

促进胰岛素发挥作用、维持血液正常凝固机制、维护骨骼及结缔组织的发展、促进中枢神经的正常运作、正常代谢脂肪酸、稳定血糖

食物来源

糙米、米糠、香料、核桃和麦芽等食物含锰量丰富。另外，干菜豆、花生、土豆、大豆粉、瓜子、小麦粉和全谷类食物（大麦和高粱等）的锰含量也较高。

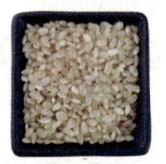

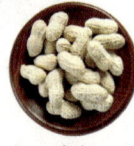

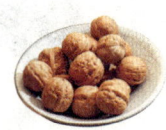

糙米

花生　　核桃　　土豆

国医小课堂

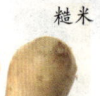

◎成年男性、女性每日应从食物中摄取锰2.5毫克。
◎使骨骼和关节更加结实的结缔组织，必须在含锰元素的酶的作用下才可形成。因此，处于成长期的青少年若体内缺锰会造成发育不良。

硒

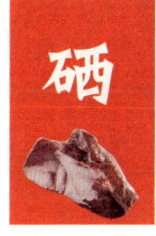

硒是人体制造前列腺素不可或缺的元素，前列腺素能控制血压，硒还参与了人体组织的代谢过程。因此，适当地补充硒除了能延迟细胞老化及预防动脉粥样硬化、糖尿病及白内障，还可以起到很好的预防各种肝脏及心脏疾病的作用。

【缺乏症状】

心跳加快、肌肉酸痛、充血性心脏衰竭、白化症、关节病变、发育迟缓

【保健功效】

防癌抗癌、活化淋巴系统、扩张血管、降低血压、延缓老化、预防动脉粥样硬化、促进葡萄糖运转、降低血糖、增加抗体、缓解关节炎的痛感

【食物来源】

小麦胚芽、糙米、燕麦、动物肝脏、动物肾脏、瘦肉、海鲜、大蒜、洋葱、南瓜等。

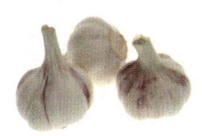

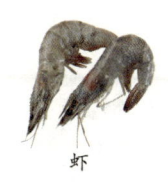

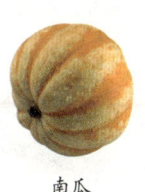

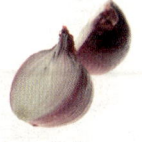

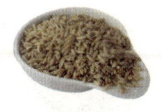

大蒜

虾　　南瓜　　洋葱　　燕麦

国医小课堂

◎建议每日摄取硒的量为：成年男性70毫克，成年女性50毫克。
◎维生素C会妨碍硒的吸收，因此应错开二者的服用时间，时间间隔至少应在30分钟以上。

锌

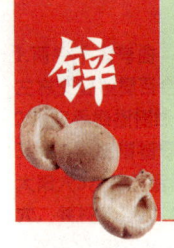

人体内如果缺锌，会引起胰岛素原的转化率降低，致使血清中胰岛素水平降低，从而使肌肉和脂肪细胞对葡萄糖的利用率也大大降低。大量的葡萄糖留在血液中，使血糖浓度增加，机体耐糖量受损，胰岛素功能降低，从而导致糖尿病。

【缺乏症状】

食欲不振、腹泻、男性前列腺肥大、生长迟缓、脱发、动脉粥样硬化、免疫力低下、夜盲、贫血

【保健功效】

调节血糖、维持免疫功能、促进性器官发育、修复皮肤、促进毛发和指甲的生长合成与修补蛋白质、促进生长、帮助伤口愈合

【食物来源】

锌的食物来源有面筋、口蘑、牛肉、小麦麸、蛋黄粉、西瓜子、干贝、花茶、虾、花生酱、花生、猪肉和禽肉、鱿鱼、豌豆黄、海米、香菇、银耳、黑米、绿茶、红茶、牛舌、猪肝、牛肝、豆类、黄花菜、蛋、鱼、香肠和全谷制品（如小麦、大麦和燕麦）等。

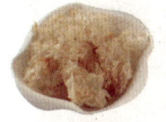

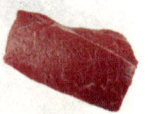

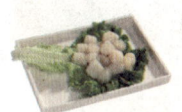

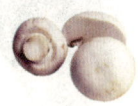

| 银耳 | 牛肉 | 干贝 | 口蘑 |

国医小课堂

建议每日摄取量为：成年男性15毫克，成年女性12毫克。糖尿病患者可以结合自身情况，多选择一些添加锌元素的复合型保健品。

铬

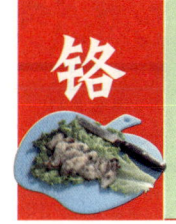

铬是胰岛素对人体作用时不可缺少的辅助成分，可参与糖的代谢过程，促进脂肪和蛋白质的合成。实验证明，糖尿病患者的头发和血液中的含铬量比正常人要低。人过中年，若不能及时加以补充，非常容易造成血糖增高、血管硬化等多种疾病的发生。

【缺乏症状】

血糖升高、生长迟缓、神经炎

【保健功效】

参与糖类代谢、促进胰岛素作用、影响脂肪代谢、维持细胞核酸的稳定、协助输送蛋白质、调节基因表现

【食物来源】

动物肝脏、胡椒、小麦、牡蛎、牛肉、鸡肉、蛋类、土豆、香蕉、苹果、酵母等。

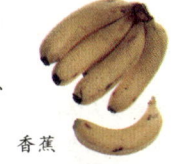

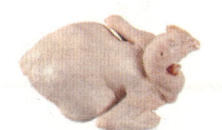

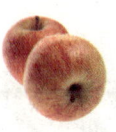

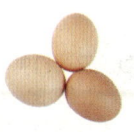

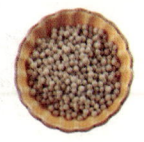

香蕉

鸡肉　　苹果　　鸡蛋　　胡椒

国医小课堂

◎建议：成年男性与女性每天摄取量为0.09毫克。
◎年纪越大，体内的铬含量会越少，提醒年龄偏大的糖尿病患者要及时补充。

铜

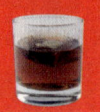

铜是人体必需的一种微量元素，在人体的新陈代谢过程中起着重要作用。实验证明，血糖浓度失调与铜缺乏有密切关系。如果体内缺乏铜，那么从葡萄糖转变来的山梨醇会累积在组织中，从而加速白内障、视网膜病变、神经病变及其他并发症的发生。

【缺乏症状】

贫血、痢疾、体温低、人体乏力、神经系统失调、皮肤和毛发色素减少、免疫力降低

【保健功效】

调节血糖、保护心脏、造血、抗癌、抗衰老、预防流感、防治白发

【食物来源】

绿茶、乌龙茶、红茶、速溶咖啡中均含有铜，但能被人体摄取的量非常微小。另外，虾、牡蛎、海蜇、墨鱼中的铜含量也很可观。

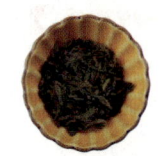

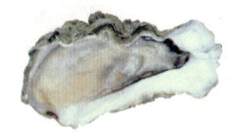

绿茶

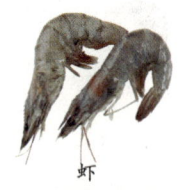

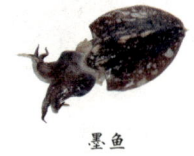

牡蛎　　虾　　墨鱼

国医小课堂

铜对人体虽然具有潜在毒性，但是少量、适度摄入则无害，反而对人体有诸多益处。研究结果表明，成年人的适宜摄入量为每人每天2毫克，可耐受最高摄入量为每人每天8毫克。

膳食纤维

膳食纤维是一种不能被人体消化酶消化的碳水化合物，可分为可溶性膳食纤维和不可溶性膳食纤维。其中，可溶性膳食纤维在胃肠道内与淀粉等碳水化合物交织在一起，可有效延缓人体对碳水化合物的吸收，因此，可以起到降低餐后血糖的作用。

【缺乏症状】

便秘、容易疲倦、经常性头痛、皮肤粗糙、有口气、肠道坏菌丛生

【保健功效】

增加饱足感、调整糖类代谢、降低胆固醇、刺激肠黏液分泌、预防动脉粥样硬化、调整脂肪代谢、促进肠道蠕动、改善肠道微生态平衡

【食物来源】

糙米、玉米、小麦、大麦、牛蒡、胡萝卜、韭菜、四季豆、红小豆、豌豆、薯类、根菜类和海藻类等。

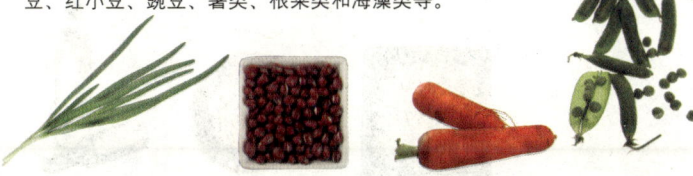

| 韭菜 | 红小豆 | 胡萝卜 | 豌豆 |

国医小课堂

膳食纤维对人体有益，但摄入量也并非多多益善，因为它往往与植物性食物中所含的植酸、草酸、鞣酸等并存，这些酸会影响许多维生素和微量元素的吸收。糖尿病患者一天摄入20～40克的膳食纤维最为合适，食用过多会影响锌的吸收。

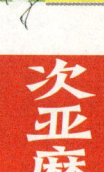

次亚麻油酸

亚麻仁中含有丰富的α-亚麻酸，这种ω-3多不饱和脂肪酸颇类似于鳜鱼和青花鱼中的脂肪成分。实验表明，α-亚麻酸能够抑制另一种脂肪酸——α-亚油酸的新陈代谢作用，此外α-亚麻酸能帮助降低糖尿病、心脏病和关节炎的发病率。

缺乏症状

感觉异常、肌肉乏力、视力下降、易患皮肤病

保健功效

抗凝血、预防动脉粥样硬化、减缓关节发炎、调节血压、强化胰岛素作用、强化脑细胞及神经细胞、稳定血糖、促进前列腺素分泌

食物来源

燕麦、黄豆、黄豆制品、黄豆油、月见草油、葵花籽油、橄榄油等。

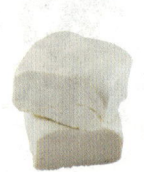

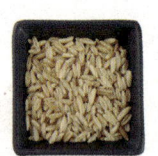

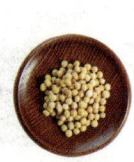

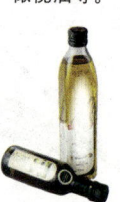

| 豆腐 | 燕麦 | 黄豆 | 橄榄油 |

国医小课堂

当人体次亚麻油酸不足时，会引起皮肤炎、脱发、激素异常等症状，且次亚麻油酸不能由人体自身制造，是一种需要通过食物来摄取的脂肪酸。其虽然可降低胆固醇，却不宜摄取过多，因为其可能降低高密度脂蛋白胆醇的有效成分。

维生素 B₂

维生素B₂参与碳水化合物、蛋白质、核酸和脂肪的代谢,可提高人体对蛋白质的利用率,促进生长发育,同时还参与细胞的生长代谢,是人体组织代谢和修复的必需营养素。因溃疡或糖尿病而长期进行饮食控制的人,较容易缺乏维生素B₂。

【缺乏症状】

食欲不振、神经质、注意力不集中、消化不良、全身无力、易怒、易疲劳、多发性神经炎、心脏肥大

【保健功效】

调节血糖、促进细胞再生、预防口腔和唇舌发炎、减缓眼睛疲劳、促进皮肤修复及指甲和毛发的生长、提高视力、参与脂肪代谢

【食物来源】

动物肝脏、猪肉、鱼类、牡蛎、绿叶蔬菜、香菇、黑木耳、蛋类、豆类、牛奶、花生、芝麻、栗子、酵母等。

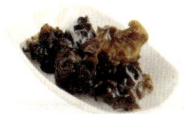

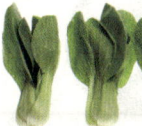

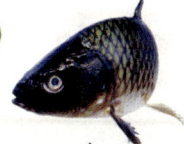

黑木耳　　　　油菜　　　　鱼

国医小课堂

◎建议每日摄取量为:成年男性1.3毫克(约90克白鲳鱼的量),成年女性1.0毫克(约70克白鲳鱼的量)。
◎维生素B₂具有容易代谢的特性,不会蓄积在体内,所以必须经常补充。
◎水溶性的维生素B₂虽然耐热,但烹调时会溶于烹煮的液体中,因此,宜连汤汁一起食用。

维生素 B₁

维生素B₁是很多人都极易缺乏的维生素，其原因可能与人们习惯热食有关。维生素B₁很容易在加热过程中被破坏，也易溶于水。喜欢吃快餐食品、泡方便面及过度加工食品者，若长期饮食偏颇，便会出现维生素B₁缺乏现象。

【缺乏症状】

消化不良、体重下降、呕吐、便秘、脚气病、肌肉无力、恶心、食欲不振、手脚积水、注意力不集中、焦躁易怒、记忆力衰退

【保健功效】

调节血糖、促进成长、帮助消化、治疗脚气病、缓和晕机和晕船、治疗带状疱疹

【食物来源】

动物肝脏、猪肉、鸡肉、豆类、花生、全谷类、酵母等。

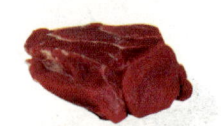

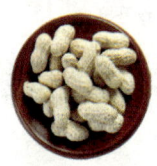

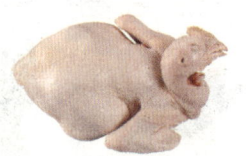

| 猪肉 | 花生 | 鸡肉 |

国医小课堂

◎维生素B₁不宜过量服用，否则就会出现发抖、浮肿、神经质、心跳加快、过敏、疱疹等副作用。但一般人除非刻意大量摄取，否则应不致过量。

◎维生素B₁怕高温，容易在烹煮过程中被破坏，因此要注意控制好火候。

维生素 B6

维生素B6是制造抗体及白细胞的必需营养素,也是B族维生素中健全免疫系统重要的维生素。另外,其在制造肾上腺素及胰岛素方面也扮演着不可或缺的角色,所以维生素B6是对糖尿病患者十分有益的营养元素。

【缺乏症状】

贫血、易患帕金森病、肾结石、膀胱结石、经前症候群、脂漏性皮炎

【保健功效】

稳定血糖、代谢蛋白质、帮助色氨酸变成烟酸、协助大脑与神经的葡萄糖供应、制造抗体及红细胞、制造胃酸、稳定情绪

【食物来源】

胡萝卜、鸡肉、蛋黄、鱼类、奶类、豌豆、菠菜、白菜、葵花籽、核桃、小麦胚芽、香蕉、全麦、全谷、紫甘蓝、动物肝脏与肾脏、大豆、紫花苜蓿、哈密瓜、香菇、枇杷、花生等。

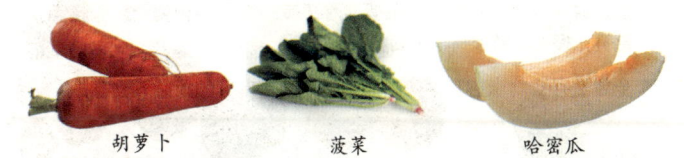

胡萝卜　　　菠菜　　　哈密瓜

国医小课堂

◎建议每日摄取量为:成年男性1.6毫克(约5根香蕉的量),成年女性1.4毫克(约4根半香蕉的量)。

◎适合摄取维生素B6的人群为:贫血患者、三高(高血压、高血糖、高血脂)患者、心脏病患者、痛经的女性、吸烟者、更年期停经女性及老年人。

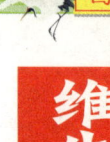

维生素C

维生素C是水溶性维生素，其不但是美白圣品，更是抗氧化、保护细胞、抗癌的佳品。可以说，维生素C是最普遍、最受欢迎，被人们选择和服用率最高的维生素。其普遍存在于蔬菜水果中，但容易因外在环境的改变而遭到破坏。

【缺乏症状】

疲倦烦躁、牙龈出血、毛囊出血、缺铁性贫血、伤口不易愈合、骨骼与牙齿发育不良、体重下降、皮下出血、毛囊角质化、肌肉关节疼痛、皮肤色素沉淀

【保健功效】

稳定血糖、抗癌、保护血管、预防维生素C缺乏病、促进胶原的形成、降低胆固醇、抗氧化、强化免疫力、促进伤口愈合、增强白细胞活性、维持骨骼正常运作、促进铁和钙的吸收

【食物来源】

圆白菜、芥蓝、青椒、番石榴、西红柿、橘子、柠檬、橙子、草莓、樱桃、猕猴桃、葡萄柚等。

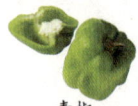

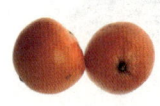

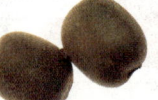

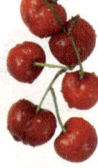

青椒　　橙子　　猕猴桃　　樱桃

国医小课堂

◎建议每日摄取量为成年人60毫克。
◎维生素C多含于蔬果中，尤其以深绿色蔬菜含量最为丰富，平均每100克含50～70毫克维生素C；其次为柑橘类水果，每100克含40～50毫克维生素C；而维生素C含量最高的食物首推番石榴，特别是土番石榴。

维生素A

维生素A属于脂溶性维生素,需要和脂肪共同摄入才能被消化和吸收。维生素A分为维生素A₁和维生素A₂两种,自然界以维生素A₁较多,维生素A₂只存在于部分淡水鱼肝脏内。绿色及黄色蔬果含有维生素A的前驱物质——胡萝卜素,其经吸收代谢后会转化为维生素A。

【缺乏症状】

夜盲症、泪液分泌不足、呼吸道感染、皮肤干燥粗糙、失明

【保健功效】

稳定血糖、预防夜盲及视力减退、治疗眼球干燥及结膜炎等各种眼疾、增强免疫力、维持牙齿及骨骼生长、维持身体各组织器官和黏膜的正常运作、调节上皮组织细胞生长、防止皮肤黏膜干燥、抗氧化、帮助胎儿正常发育

【食物来源】

动物肝脏、鳗鱼、小鱼干、鱼肝油、蛋类、牛奶、西蓝花、胡萝卜、芦笋、南瓜、甜瓜、西瓜、枇果、杏仁等。

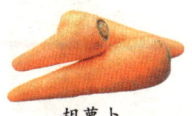

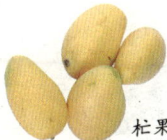

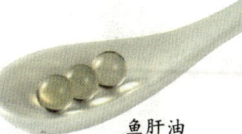

胡萝卜　　　　　枇果　　　　　鱼肝油

国医小课堂

◎维生素A的通用单位为微克,建议每日摄取量为:成年男性600微克,成年女性500微克。
◎胡萝卜素是脂溶性维生素,和油脂一起摄取才能够发挥作用。烹煮的时候,可适当油炒或加入牛奶混打成汁。

维生素 E

维生素E是合成调节生物体的激素——前列腺素的原料。前列腺素可以调节身体各组织的机能,即使只有极少的量,也有很强的作用,如可改善血压、血糖及胆固醇程度。因此,建议糖尿病患者应适量摄取维生素E,以减缓血管方面并发症的发生。

【缺乏症状】

肠胃不适、易感染皮肤病、精神不集中、肌肉无力、溶血性贫血、脱发

【保健功效】

降低患心脏疾病的概率、预防动脉粥样硬化、强化免疫系统、消除自由基、减缓不饱和脂肪酸的氧化、减缓磷脂酸的氧化、减缓维生素A的氧化、减缓维生素C的氧化、防止血液凝固、保护肺脏、增进红细胞合成

【食物来源】

猕猴桃、坚果(包括杏仁、瓜子、榛子和核桃等)、冷压的蔬菜油、玉米、红花、大豆、棉花籽、小麦胚芽、菠菜、山药、莴笋、圆白菜、奶类、蛋类、鱼肝油等。

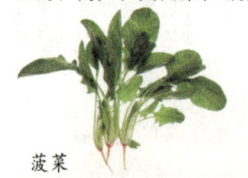

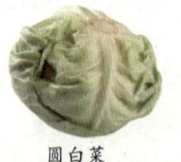

菠菜　　　　　圆白菜　　　　　玉米油

国医小课堂

◎建议每日摄取量为:成年男性12毫克(约35克葵花籽油的量),成年女性10毫克(约30克葵花籽油的量)。
◎植物油中多含维生素E,最有效的摄取方式是生用,如用色拉油制作凉拌菜。

第五章
学会用食品交换份制定食谱

人的饮食需要多样化才能平衡膳食，均衡营养。但糖尿病患者需要控制饮食，不是什么都能吃，怎样才能解决这个问题呢？食品交换份的提出为糖尿病患者解决了饮食难题，它使糖尿病患者的饮食更加合理，设计更简单。

食品交换份是将食物按照来源、性质分成几大类，同类食物在一定重量内所含的蛋白质、脂肪、碳水化合物和热量相似，不同类食物间所提供的热量也是相同的。

北京协和医院营养科采用的食品交换份将食物分成四大类（细分为八小类），每类食物均确定1个交换份，每个交换份所含热量大致一样，约90千卡，同类食物或含有营养素相近的食物可以任意互换。

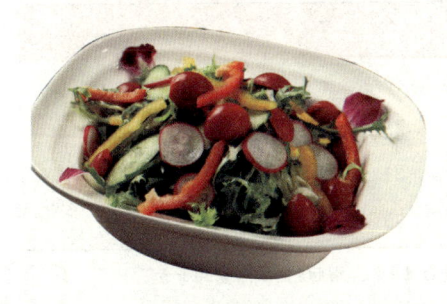

膳食纤维、维生素、矿物质都是糖尿病患者应多摄取的营养素

同类食物之间的等值交换表

等值谷薯类食品交换表

食品	重量(克)	食品	重量(克)
大米、小米、糯米、薏仁	25	绿豆、红豆、芸豆、干豌豆	25
高粱米、玉米糁	25	干粉条	25
面粉、米粉、玉米面	25	油条、油饼、苏打饼干	25
混合面	25	烧饼、烙饼、馒头	25
燕麦片、莜麦面	25	咸面包、窝头	25
荞麦面、苦荞面	25	生面条、魔芋生面条	25
挂面	25	土豆	100
龙须面	25	湿粉皮	150
通心粉	25	鲜玉米（1中个，带棒芯）	200

注：每交换份谷薯类食品提供蛋白质2克，碳水化合物20克，热量90千卡。

等值大豆类食品交换表

食品	重量(克)	食品	重量(克)
腐竹	20	北豆腐	100
大豆（黄豆）	25	南豆腐（嫩豆腐）	150
大豆粉	25	豆浆（黄豆1份加8倍重量的水磨浆）	400
豆腐丝、豆腐干	50		

注：每交换份大豆类提供蛋白质9克，脂肪4克，热量90千卡。

等值蔬菜类食品交换表

食品	重量（克）	食品	重量（克）
大白菜、圆白菜、菠菜、油菜	500	白萝卜、青椒、茭白、冬笋	400
韭菜、茴香、茼蒿	500	南瓜、菜花	350
芹菜、莴笋、油菜薹	500	豇豆、扁豆、洋葱、蒜苗	250
西葫芦、西红柿、冬瓜、苦瓜	500	胡萝卜	200
黄瓜、茄子、丝瓜	500	山药、荸荠、藕、红薯	150
芥蓝	500	慈姑、百合、芋头	100
空心菜、苋菜、龙须菜	500	毛豆	70
绿豆芽、鲜蘑、水浸海带	500	鲜豌豆	70

注：每交换份蔬菜类食品提供蛋白质5克，碳水化合物17克，热量90千卡。

等值鱼禽肉蛋类食品交换表

食品	重量（克）	食品	重量（克）
熟火腿、香肠	20	鸡蛋粉	15
五花肉	25	鸡蛋（较大1个，带壳）	60
熟叉烧肉(无糖)、午餐肉	35	鸭蛋、松花蛋（1个，带壳）	60
熟酱牛肉、熟酱鸭、大肉肠	35	鹌鹑蛋（6个带壳）	60
瘦猪肉、牛肉、羊肉	50	鸡蛋清	150
排骨（带骨）	50	大黄鱼、带鱼、比目鱼	80
鸭肉	50	草鱼、鲤鱼、甲鱼	80
鹅肉	50	鳝鱼、黑鲢、鲫鱼	80
蟹肉、水浸鱿鱼	100	对虾、青虾、鲜贝	80

注：每交换份鱼禽肉蛋类食品提供蛋白质9克，脂肪6克，热量90千卡。

等值奶类食品交换表

食品	重量（克）	食品	重量（克）
奶粉	20	牛奶	160
脱脂奶粉	25	羊奶	160
奶酪	25	无糖酸奶	130

注：每交换份奶类食品提供蛋白质5克，脂肪5克，碳水化合物6克，热量90千卡。

等值水果类食品交换表

食品	重量（克）	食品	重量（克）
柿子、香蕉、鲜荔枝（带皮）	150	李子、杏（带皮）	200
梨、桃、苹果（带皮）	200	葡萄（带皮）	200
橘子、橙子、柚子（带皮）	200	草莓	300
猕猴桃（带皮）	200	西瓜	500

注：每交换份水果类食品提供蛋白质1克，碳水化合物21克，热量90千卡。

等值油脂类食品交换表

食品	重量（克）	食品	重量（克）
花生油、香油（1大匙）	10	猪油	10
玉米油、菜籽油（1大匙）	10	牛油	10
豆油	10	羊油	10
红花油（1大匙）	10	黄油	10
核桃仁、杏仁	25	葵花籽（带壳）	25

注：每交换份油脂类食品提供脂肪10克，热量90千卡（1大匙约为15毫升）。

清楚了什么是交换份后，就需要在日常生活中应用，这就涉及计算的问题。那么，如何计算每日所需食品交换份呢？

具体方法是将每日所需热量除以90千卡，即可计算出每日所需总交换份。

按每25克主食为一个交换份计算，如每日吃250克主食的人应从总交换份中减去10个交换份。

每日喝一袋牛奶（计1.5个交换份），吃一个鸡蛋（计1个交换份），应从总交换份数中再减去2.5个交换份。

每日所需蔬菜类的交换份数为：总交换份数－主食的交换份数－1袋牛奶的交换份－1个鸡蛋的交换份。

例如，以一名61岁的男士为例，他每日所需热量为1525千卡，那么他每日所需总交换份为1525÷90=16.9个交换份，四舍五入取整数（计算交换份时允许略有出入），即为17个交换份。

那么他所需蔬菜类的交换份为17－10－2.5＝4.5个交换份。

国医小课堂

◎糖尿病患者在进行全日食物量分配时，要以病情和饮食习惯为依据。有的患者习惯于一日三餐，并且血糖控制得又好又稳定，那就可以按照三餐供给，即将食物按照1∶2∶2或1∶1∶1分配于三餐；但有的患者餐后血糖不好或某一餐餐后血糖较高，或某个时间易发生低血糖，这类患者就该增加餐次，使餐次达到4～6餐，甚至更多。

◎以食品交换份为基础制定食谱，并计算出每日所需食品交换份后，剩下的事就是根据交换份选择自己喜欢吃的食物即可。需要注意的是，交换份最好在同类食物中进行交换，也就是说粮食换粮食，肉类换肉类，蔬菜换蔬菜，水果换水果，以保证饮食均衡。

【拌菠菜】

交换份 0.5

【材料】菠菜100克,芝麻2.5克,香油1克,盐1克。

【做法】1. 菠菜洗净切段,氽烫备用。

2. 将芝麻炒熟,放在菠菜中,加盐、香油拌匀即可。

【食法】佐餐食用。

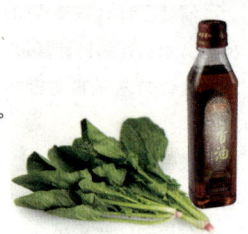

【酸辣瓜条】

交换份 0.5

【材料】黄瓜90克,辣椒10克,白醋10克,香油2克,盐1克。

【做法】1. 黄瓜洗净,切宽条腌渍1小时入味,挤出水分。

2. 辣椒切条,同黄瓜条一起加香油、白醋、盐拌匀,装盘即可。

【食法】佐餐食用。

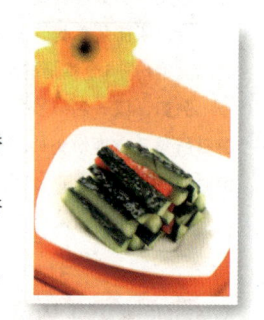

【素三丝】

交换份 0.5

【材料】水发海带20克,胡萝卜20克,莴笋60克,香油3克,盐1克。

【做法】1. 水发海带切丝,用沸水氽烫至熟。

2. 胡萝卜、莴笋去皮切丝。

3. 将以上材料加香油、盐拌匀即可。

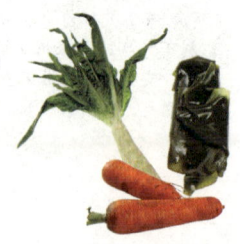

【食法】佐餐食用。

【海米拌芹菜】

交换份 0.5

【材料】芹菜100克,海米5克,香油2克,盐少许。
【做法】1. 海米用温水泡软,备用。
2. 芹菜洗净,切寸段,汆烫备用。
3. 将以上两种材料拌匀,再加盐、香油调味即可。
【食法】佐餐食用。

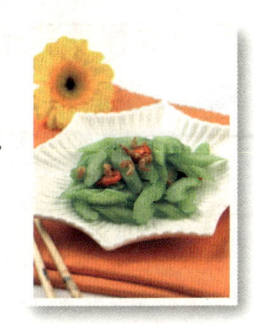

【清炒南瓜】

交换份 1.5

【材料】南瓜250克,姜2克,盐少许。
【做法】1. 南瓜洗净切块。
2. 锅中加油,放入姜煸香,再放入南瓜块,熘炒片刻,加盐,炒熟即可。
【食法】佐餐食用。

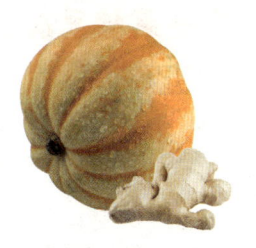

【四素汤】

交换份 1

【材料】西红柿、黄豆芽、白萝卜各50克,干香菇5克,葱、姜各少许,番茄酱5克,香油4克,盐适量。
【做法】1.西红柿切块,白萝卜切片,干香菇切丝。
2. 锅内放入少许油,加入葱、姜、番茄酱,炒出香味后,加入水。
3. 放入白萝卜片、黄豆芽、西红柿块、干香菇丝,加入盐、香油调味即可。
【食法】佐餐食用。

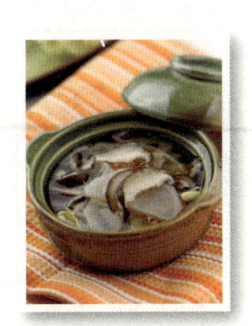

西红柿炒茄子

交换份 1.5

【材料】西红柿60克,茄子160克,葱、姜、蒜各少许、盐、味精各适量。
【做法】1. 茄子、西红柿洗净去皮,切成片待用。
2. 锅内加入油烧热,放入葱、姜、蒜、茄片炒片刻,再加入西红柿、盐、味精,翻炒几下即可出锅。
【食法】佐餐食用。

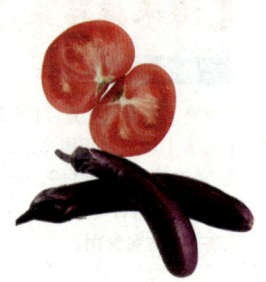

香菜拌豆腐丝

交换份 1.5

【材料】豆腐丝50克,香菜50克,黄瓜50克,香油2克,葱、姜丝各少许,盐2克。
【做法】1. 香菜、豆腐丝均洗净,切寸段;黄瓜洗净,切块。
2. 将以上材料加香油、盐、葱、姜丝拌匀即可。
【食法】佐餐食用。

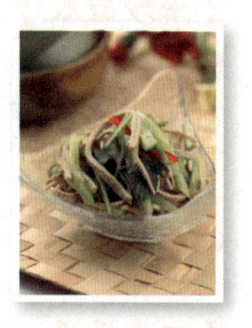

葱烧海参

交换份 2

【材料】水发海参200克,大葱100克,盐、酱油、高汤各少许。
【做法】1. 海参开膛、洗净,改刀成条或片,氽烫;大葱切成条状,备用。
2. 锅烧热放油,煸炒大葱出香味后,加入海参、高汤、盐、酱油,烧至汤浓即可。
【食法】佐餐食用。

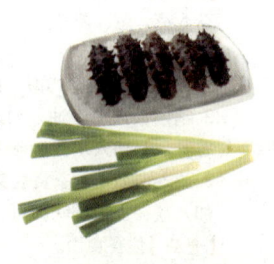

牛奶扒白菜

交换份 1.5

【材料】牛奶160克,白菜200克,香油、盐各2克。
【做法】1. 白菜切一字条状,汆烫备用。
2. 锅内加油、牛奶、盐,烧开后放入汆烫过的白菜,片刻即可出锅。
【食法】佐餐食用。

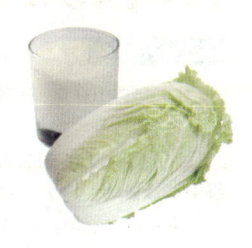

海带豆腐

交换份 2

【材料】水发海带150克,豆腐50克,大料、葱、姜片各少许,盐2克。
【做法】1. 海带洗净切片;豆腐切块,汆烫备用。
2. 锅内加入油,放入大料、葱、姜片,煸出香味,加入水、海带、豆腐、盐炖熟即可。
【食法】佐餐食用。

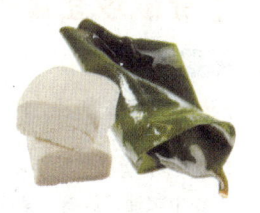

鸡蛋油菜心

交换份 2.5

【材料】鸡蛋60克,油菜心200克,水发黑木耳10克,盐2克,葱、姜各少许。
【做法】1. 油菜心、黑木耳均洗净后,将油菜心切段,黑木耳撕成小块。
2. 鸡蛋炒熟备用。
3. 炒锅上火,油八成热时,放姜、葱煸香,加入油菜心、黑木耳、盐炒片刻,再加入鸡蛋,大火快炒即可。
【食法】佐餐食用。

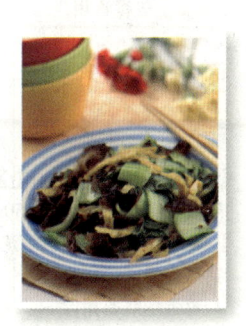

红烧肉炒油菜

交换份 3.5

【材料】猪肉100克,油菜200克,盐2克,酱油、料酒各少许。

【做法】1. 猪肉带皮洗净,切小方块,汆烫后放锅中,加酱油、料酒小火炖熟。
2. 油菜洗净,切段,加少许盐汆烫后备用。
3. 熟猪肉与油菜同炒片刻即可。

【食法】佐餐食用。

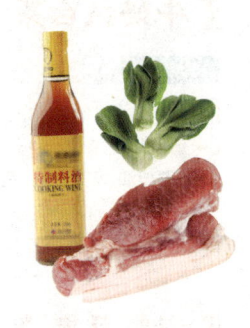

青椒炒豆腐干

交换份 2

【材料】豆腐干50克,青椒150克,胡萝卜150克,姜、葱各少许,盐2克。

【做法】1. 青椒、胡萝卜均洗净,切条。
2. 锅中加油,放姜、葱煸出香味,再放豆腐干、青椒条、胡萝卜条、盐,翻炒几下即可。

【食法】佐餐食用。

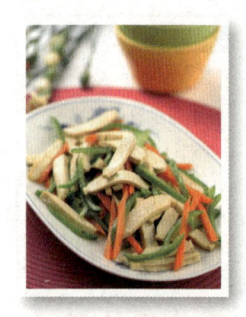

木须肉

交换份 4

【材料】瘦肉50克,鸡蛋50克,黑木耳10克,干黄花菜10克,黄瓜50克,盐2克。

【做法】1. 黑木耳泡发后洗净;干黄花菜泡发切段,黄瓜、瘦肉均切片。
2. 鸡蛋炒熟备用。
3. 锅内油热后,先炒肉片,七成熟时加入剩余材料炒熟即可。

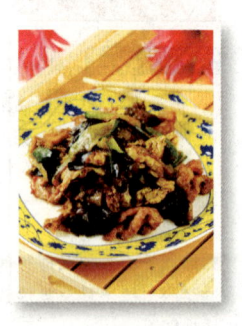

【食法】佐餐食用。

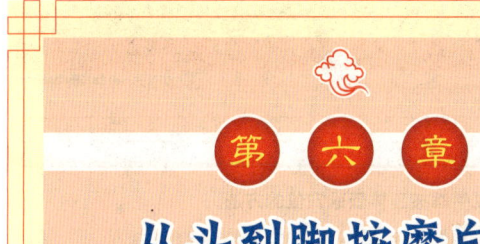

第六章 从头到脚按摩自疗

按摩通过手法作用于人体肌表,调整人体生理、病理状态,从而达到治病和保健的效果。比如,按摩可以调整内分泌、加强胃肠蠕动、剥离组织粘连、推拿复位等,起到调节大脑皮层、皮质功能,使大脑神经产生冲动,进而达到兴奋或抑制神经的作用。此外,按摩还可以平衡阴阳、调和脏腑、疏通经络等,从而达到扶正祛邪的效果。不过,在进行按摩时,需要注意以下事项。

◎在进行按摩时,应为患者摆好体位,以让患者感到舒适、不易疲劳,并使操作方便为宜。

◎冬季时,应注意室内温度,适当为患者采取保暖措施,避免让其受凉。

◎为患者第一次按摩时,应先用轻法,然后再根据患者的适应情况逐渐加大手法力量。比如,患者体质虚弱,宜采用轻法;患者在按摩后次日出现皮肤青紫现象,也应改用轻法或变换按摩部位。

◎如需按摩腰骶部、腹部时,应先让患者排净小便。

◎皮肤有破损、感染、肿瘤、皮炎等患者,禁止按摩。

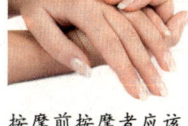

按摩前按摩者应该洗净双手

常用的按摩手法

按法

用拇指端、指腹或手掌按压体表或穴位的方法。
◎**指按法**。用拇指端或指腹按压穴位。
◎**掌按法**。用单掌或双掌（也可用双掌重叠）按压体表。

擦法

用手掌的大鱼际、掌根或大小鱼际附着在一定部位进行直线来回摩擦。
◎**大鱼际擦法**。用于腕、踝关节。
◎**掌根擦法**。用于背、腰部。
◎**小鱼际擦法**。用于四肢部。操作时，腕关节伸直，使前臂与手相平，要紧贴体表，推动幅度要大，频率为每分钟100～130次，使用擦法前可在皮肤上涂抹按摩油。

摩法

用手指或手掌在体表做直线往返或环形移动的手法。
◎**指摩法**。将食指、中指、无名指指面附着在一定的部位上，做环旋运动，每分钟120次。
◎**掌摩法**。将手掌掌面附着于体表，连同前臂做节律性的环旋或往返运动。操作时肘关节自然弯曲，腕部放松，指掌自然伸直，动作缓和而协调，每分钟80次。

推法

用手或拳在体表做直线缓慢运动。
◎**指推法**。用拇指指腹在颈、项、手、足等部位做推动。
◎**掌推法**。用手掌在背、腰或四肢处做推动。

◎**关节推法**。用食指、中指、无名指、小指指间关节作用于脊椎两侧做推法。操作时紧贴体表以带动皮下肌肉组织,要单方向直线缓慢运动。

拿法

用大拇指和其余四指相对用力于患处组织的手法。
拿法要用力紧而不死,具有解表发汗、镇静开窍等作用。

揉法

用手指或手掌在体表穴位处做揉动的手法。
◎**指揉法**。用拇指指腹或食指、中指指腹揉体表穴位。
◎**掌揉法**。用整个手掌在体表的腰、腹、四肢等处揉动,又可分为大鱼际揉法、掌根揉法。操作时紧贴体表,以带动皮下肌肉组织。腕部放松,以肘部为支点,前臂做主动摆动,带动腕部做轻柔缓和的摆动。

点法

用拇指指尖或食指、中指的第一指间关节突起部,按压一定部位的手法。
◎**屈拇指点**。拇指指间关节屈曲,关节桡侧突起部位点住某一穴位。
◎**屈食指点**。食指第一指关节间弯曲,关节突起部位点住某一穴位,中指同理。
◎**拇指点按**。拇指点需手握空拳,拇指伸指,用指端点某一穴位,前臂及腕用力下压。

搓法

用双手掌面挟住一定部位,相对用力做快速搓揉,同时做上下往返移动的手法。
操作时肩及上臂放松,肘关节微屈。双手用力要对称,搓动要快,移动要慢。搓法刺激量中等,适用于腰背、两肋及四肢部。

拍法

用手掌拍击治疗部位的手法。
具有兴奋肌肉、解除疲劳的作用。

身体按摩自疗

【 特效穴位 】

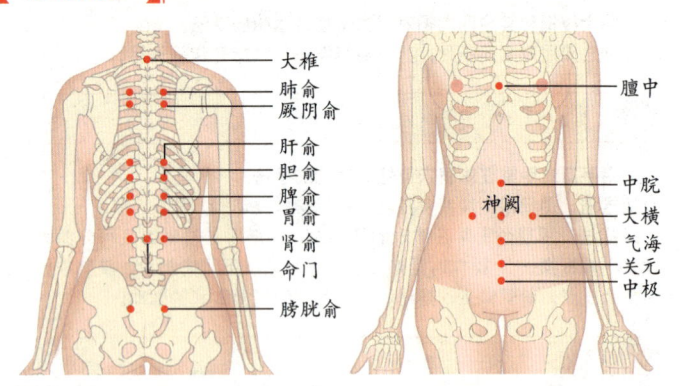

大椎、肺俞、厥阴俞、肝俞、胆俞、脾俞、胃俞、肾俞、命门、膀胱俞

膻中、中脘、神阙、大横、气海、关元、中极

【 按摩手法 】

1.用手掌下侧按摩背部并沿背部脊柱两旁自上而下反复操作5次（见图①）。

2.按揉大椎、肺俞、厥阴俞、肝俞、胆俞、脾俞、命门、膀胱俞穴各50～100次，力度以患者感到胀痛为宜（见图②）。

3.按压膻中、神阙、气海、关元穴各50～100次，力度以轻柔为宜（见图③）。

4.用力按压胃俞、肾俞穴各2分钟，力度由小到大直至患者感到酸胀为宜（见图④）。

5.用手掌小鱼际摩擦脊柱两旁，

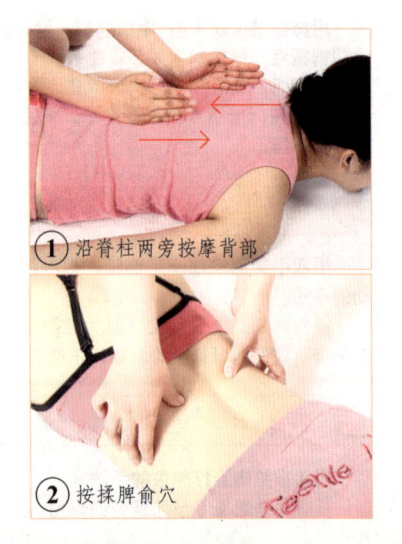

① 沿脊柱两旁按摩背部

② 按揉脾俞穴

反复操作5次。

6. 用手掌掌心摩擦患者腹部5分钟，并沿顺时针或逆时针方向按摩，以患者感到温热为宜（见图⑤）。

7. 按揉患者中脘穴3分钟（见图⑥）。

8. 手掌紧贴腹部，自胸骨下至中极穴用力推擦2分钟左右。

9. 用手掌的掌根沿一侧的侧腰部用力推擦至对侧侧腰部，然后改用五指指腹勾擦回原处，按摩3分钟左

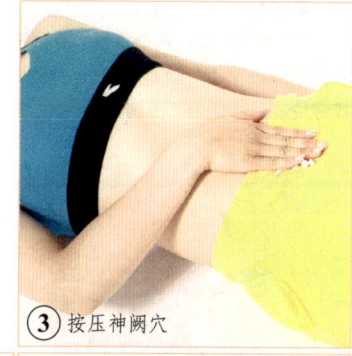

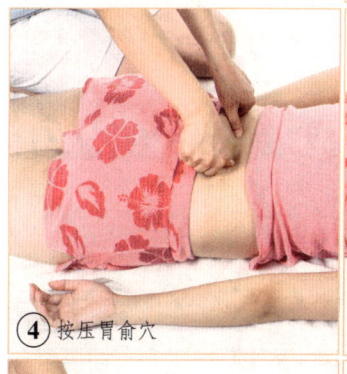

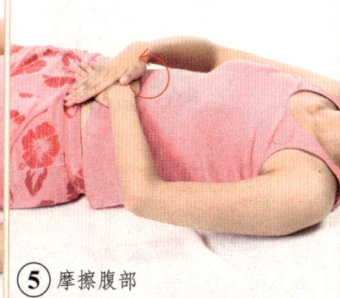

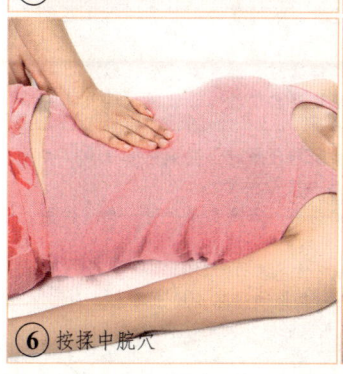

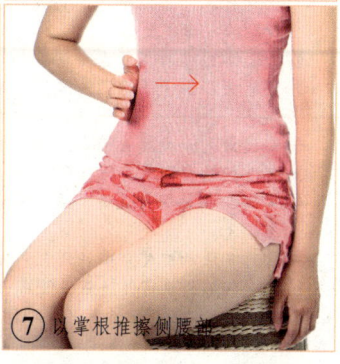

③ 按压神阙穴

④ 按压胃俞穴

⑤ 摩擦腹部

⑥ 按揉中脘穴

⑦ 以掌根推擦侧腰部

右（见图⑦、图⑧、图⑨）。

10.双手自然交叉，两个手掌的掌根按在双侧大横穴上（大横穴的位置在肚脐两侧的一个横掌处），双手小指按在关元穴上，双手拇指抵住中脘穴。找好位置后，轻轻下压腹部5分钟左右。

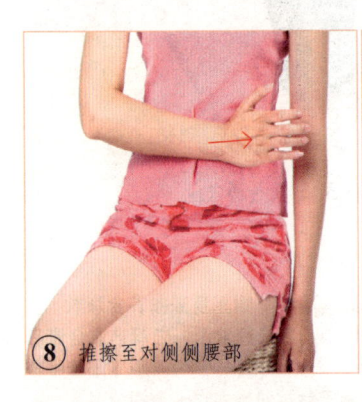

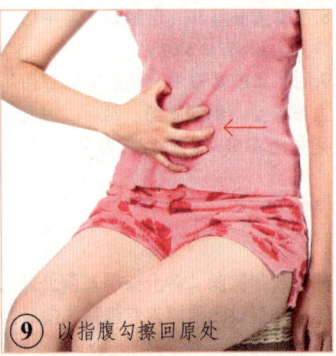

⑧ 推擦至对侧侧腰部

⑨ 以指腹勾擦回原处

国医小课堂

为糖尿病患者按摩时，应注意以下事项。

◎按摩时，应让患者肢体、肌肉等尽量放松，并让其选择一个既舒适又耐久的体位。

◎按摩者在修剪指甲时，要长短适宜，边缘光滑、整齐，防止在操作时划伤患者皮肤。

◎为患者按摩时，按摩者双手要保持清洁，温度要适宜，以免引起细菌感染和由于手部温度过低，导致患者皮肤血管收缩，诱发感染性疾病。

◎当患者处于极度疲劳或过饥、过饱的状态时，应先让其休息，或对其进行饮食调节，待餐后1小时后再进行按摩。

◎室内空气要保持流通，温度不宜过高。若患者出汗时，要及时用毛巾擦干。

◎操作手法的力度宜由轻到重，切忌使用暴力。

◎按摩前可让患者饮适量温开水，以利血液循环、排出毒素。

◎按摩后，要让患者在室内稍微休息或轻微活动后，再外出活动。

手部按摩自疗

【特效穴位】

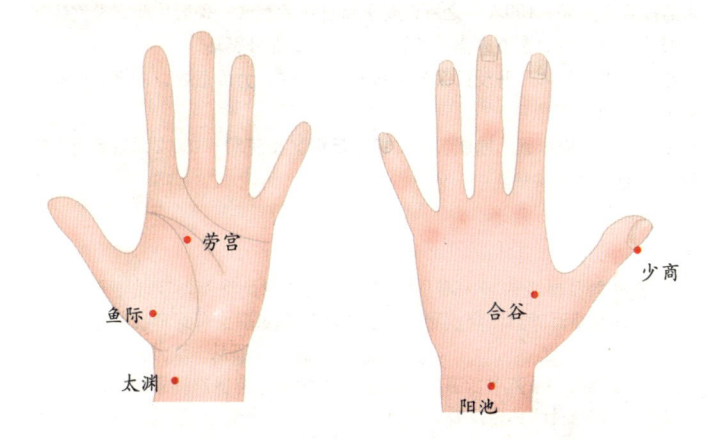

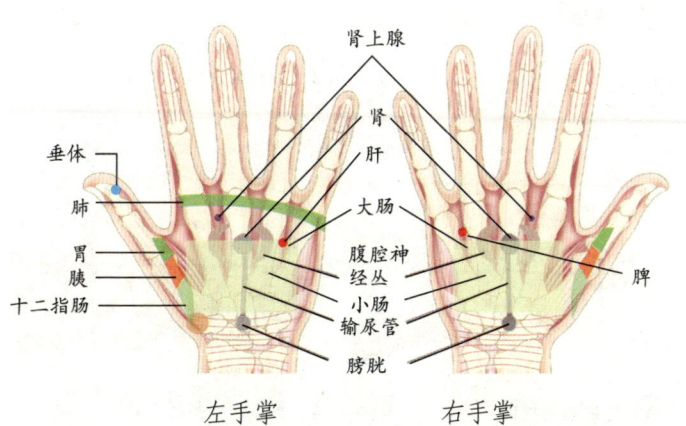

劳宫
鱼际
太渊
少商
合谷
阳池

肾上腺
肾
肝
大肠
腹腔神经丛
小肠
输尿管
膀胱

垂体
肺
胃
胰
十二指肠

脾

左手掌　　　右手掌

【 按摩手法 】

1. 点按合谷、少商、鱼际、太渊、阳池等穴各1分钟（见图①、图②）。
2. 推揉脾、肺、肾等反射区各1分钟。
3. 揉按小肠、大肠等反射区各1分钟。
4. 掐按劳宫穴50～100次。之所以要重点掐按劳宫穴，是因为此穴是治疗体内瘀血的特效穴，反复刺激此穴，可改善全身血液循环。
5. 在胰、胃、垂体、肝反射区处点按50～150次，力度适中，以患者稍有疼痛感为宜（见图③）。
6. 在肾上腺、输尿管、膀胱、十二指肠反射区推压50～100次，以患者有酸胀感为宜（见图④）。

① 点按合谷穴

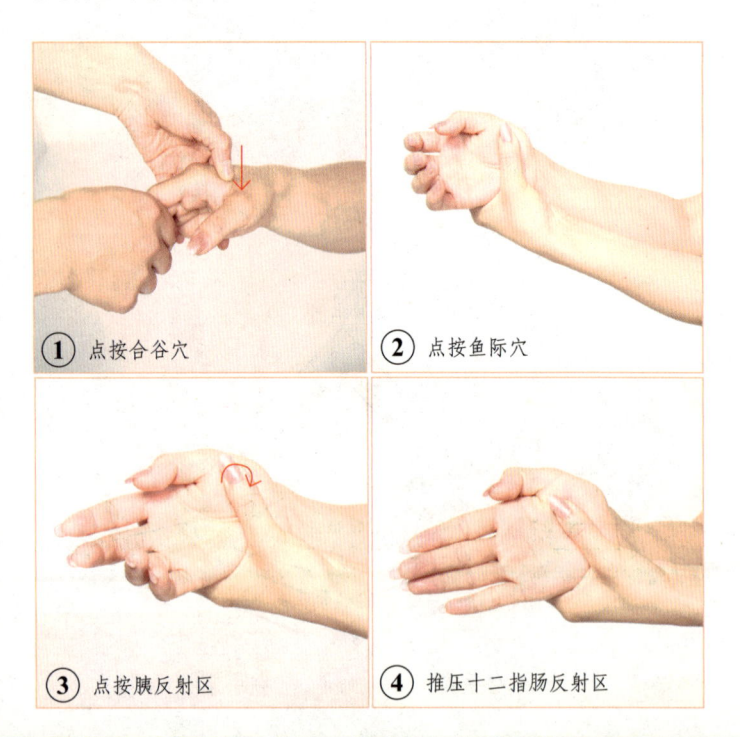

② 点按鱼际穴

③ 点按胰反射区

④ 推压十二指肠反射区

足部按摩自疗

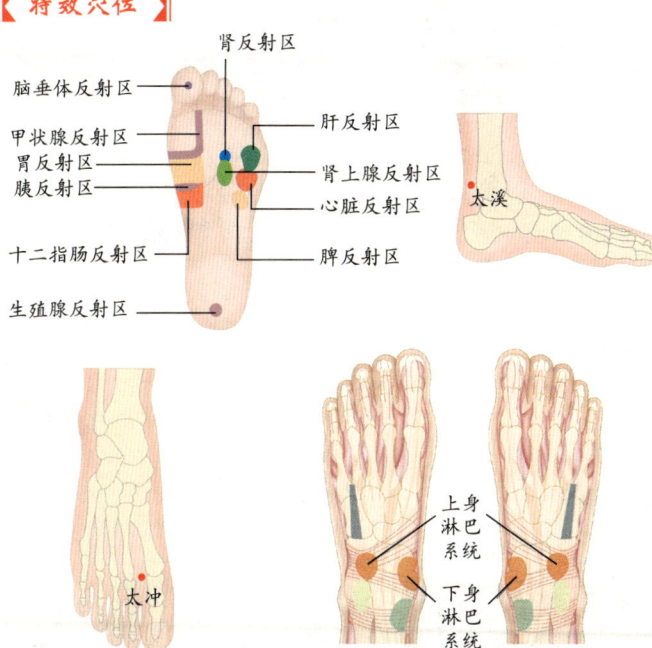

【特效穴位】

脑垂体反射区
甲状腺反射区
胃反射区
胰反射区
十二指肠反射区
生殖腺反射区
肾反射区
肝反射区
肾上腺反射区
心脏反射区
脾反射区
太溪
太冲
上身淋巴系统
下身淋巴系统

【按摩手法】

1. 单指扣拳在肾反射区点按50~100次，以患者稍有疼痛感为宜。
2. 在肾上腺反射区推压50~100次，以患者稍有酸胀感为宜。
3. 握足扣指法按揉脑垂体反射区50次（见图①）。
4. 单食指刮压生殖腺反射区50次（见图②）。
5. 用拇指按揉胰、甲状腺、胃、十二指肠（可采用艾灸法）等反射区各50次（见图③、图④）。

6.单食指扣拳法按揉心脏、肝、脾等反射区各50次。
7.双拇指捏指法按揉上、下身淋巴系统反射区各50次。
8.用拇指按揉太溪、太冲穴各50次。

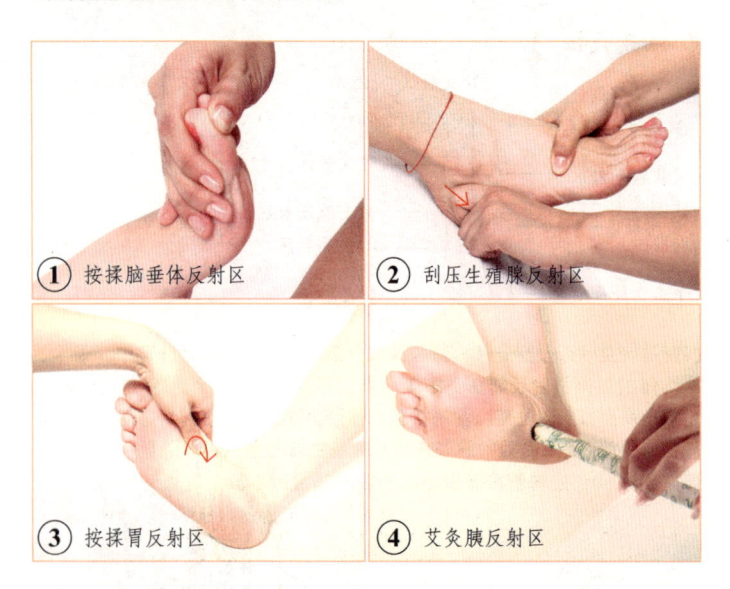

① 按揉脑垂体反射区
② 刮压生殖腺反射区
③ 按揉胃反射区
④ 艾灸胰反射区

国医小课堂

◎糖尿病患者应按时作息,早睡早起,合理安排生活起居,注意运动量。病轻者可自由活动,以不疲劳为宜;病重者应卧床休息;肥胖者应加强锻炼,使体重降至理想范围。

◎注意保持口腔和皮肤清洁,勤刷牙,常洗澡,防止口腔黏膜及牙龈溃烂和化脓性皮肤病。

◎注意居室温度,及时添加衣被,避免因感冒而加重病情。

◎保持乐观精神,了解糖尿病的病因、治疗方法,增强战胜疾病的信心,克服精神压力,积极主动地配合治疗。保持心情舒畅,心胸开朗,避免过度激动,尤其要戒悲、制怒。

头面部按摩自疗

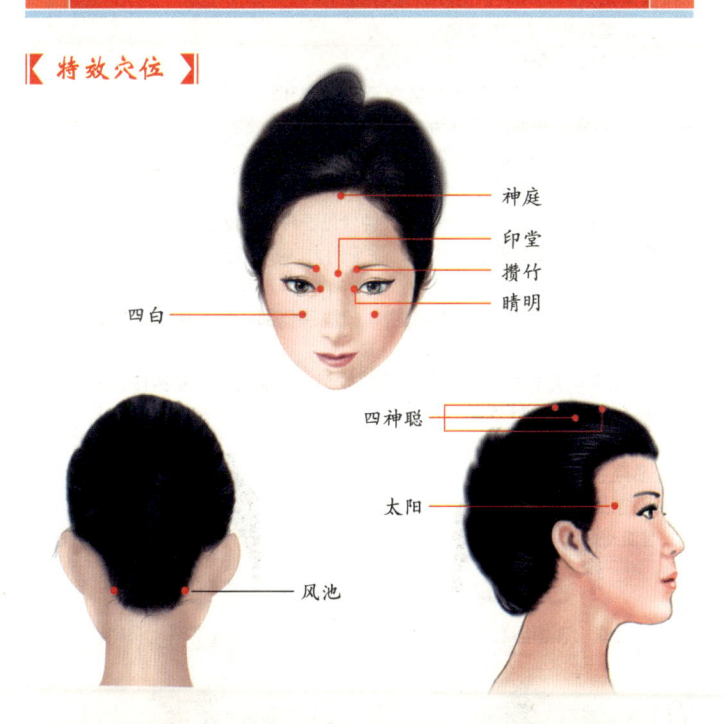

【特效穴位】

神庭
印堂
攒竹
睛明
四白
四神聪
太阳
风池

国医小课堂

糖尿病是由遗传因素和环境因素相互作用而引起的常见病，临床以血糖升高为主要标志。临床诊断标准为患者有糖尿病症状，且平时静脉血糖≥11.1毫摩尔/升或空腹血糖≥7.8毫摩尔/升，即可确诊为糖尿病。糖尿病若得不到有效治疗，可引起身体其他多个系统的病变，常见并发症有酮症酸中毒、心脏病、下肢血管病变、肾脏病变、视网膜病变、神经病变、皮肤及其他病变。

按摩手法

1. 按揉太阳穴30~50次，力度以患者感到酸痛为宜。
2. 按揉印堂穴100次，力度适中。
3. 分推攒竹穴至两侧太阳穴30~50次。
4. 用双手拇指桡侧缘交替推印堂穴至神庭穴30~50次，力度适中，可反复操作，直到患者稍有温热感为止。
5. 拿揉风池穴，以患者局部有轻微的胀痛感为宜。
6. 四指并拢分抹前额至头两侧，反复操作2分钟。
7. 食指指腹按揉睛明、四白穴各1分钟（见图①、图②）。
8. 用拇指指腹按揉四神聪穴各穴，逐渐用力，按揉2分钟，以患者感到局部酸胀为佳。
9. 拇指置于头顶前部，其余四指指端扫散头侧部，左右各30次，此法可用梳子梳头来代替。
10. 五指由前向后拿捏头顶，至后头部改为三指拿捏法，顺势由上向下拿捏颈项部，反复操作3~5次。

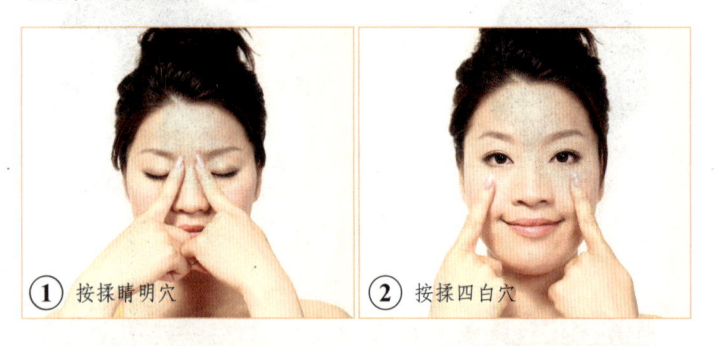

① 按揉睛明穴

② 按揉四白穴

国医小课堂

保持精神愉快对血糖稳定很重要。情绪紧张、压抑或激动等均可影响脑垂体、肾上腺及胰岛功能，导致血糖升高。平时坚持多做游泳、散步、骑车、慢跑、打太极拳等有氧运动均可以减肥。减肥后许多组织对胰岛素的敏感性会增强，可以改善糖代谢。

耳部按摩自疗

【特效穴位】

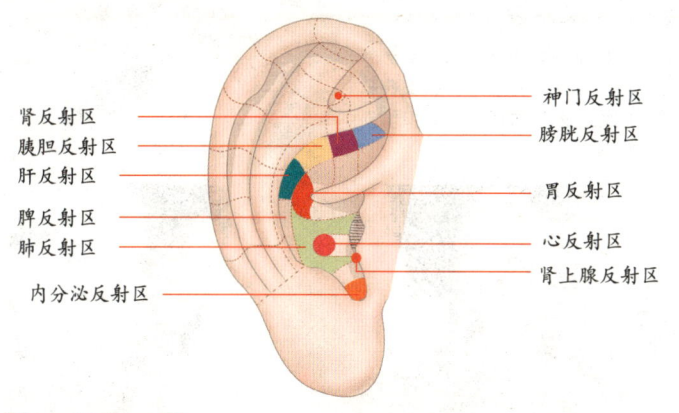

- 肾反射区
- 胰胆反射区
- 肝反射区
- 脾反射区
- 肺反射区
- 内分泌反射区
- 神门反射区
- 膀胱反射区
- 胃反射区
- 心反射区
- 肾上腺反射区

【按摩手法】

1. 用小棒按揉耳部内分泌、肾、胰胆、肝反射区各6分钟,频率以每分钟90次为佳,力度轻缓柔和(见图①)。
2. 食指按压胰胆反射区1~2分钟。
3. 捏揉内分泌反射区1~2分钟。
4. 食指点揉心反射区1~2分钟(见图②)。
5. 食指点揉肾反射区1~2分钟。
6. 食指点按压肝反射区1~2分钟(见图③)。
7. 食指点揉肺反射区1~2分钟。
8. 食指揉胃反射区1~2分钟。
9. 按揉膀胱反射区1~2分钟。
10. 搓摩耳郭3分钟。
11. 从上述肾、神门、肝、肺、胃等反射区或穴位中取2~4个穴位,将1粒王不留行

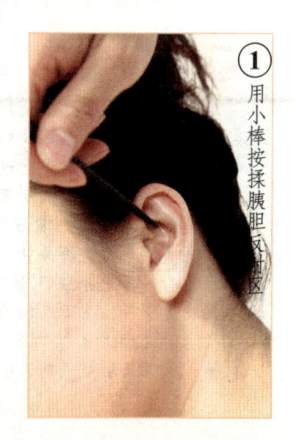

① 用小棒按揉胰胆反射区

籽，置于0.5厘米×0.5厘米的小方胶布上，贴敷于耳穴上，用食指、拇指捻压至酸沉麻木或疼痛为佳。每日按压3~5次，每次贴一侧耳，两耳交替。每次贴敷2天，每周贴敷2次，10次为一疗程，疗程间隔5~7天。因糖尿病患者皮肤破损不易愈合，所以按揉时应轻柔，如皮肤敏感，应缩短贴压时间，以免损伤皮肤（见图④）。

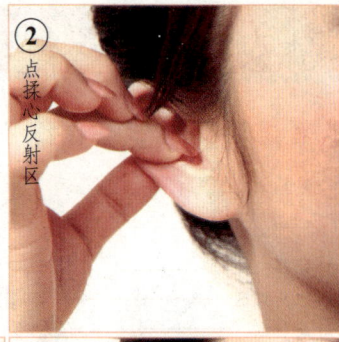

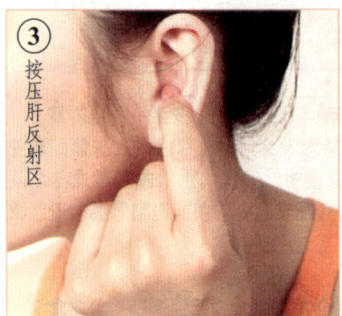

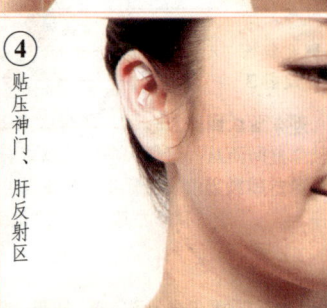

② 点揉心反射区

③ 按压肝反射区

④ 贴压神门、肝反射区

国医小课堂

◎患严重心脏病者不宜使用耳部按摩，更不宜采用强刺激。
◎患有严重器质性疾病及伴有高度贫血者不宜进行耳部强刺激。
◎外耳有明显炎症时不宜进行耳部按摩。
◎女性怀孕期间，特别是有习惯性流产史的孕妇忌耳部按摩。
◎年老体弱者、有严重器质性疾病者、有高血压病者，治疗前应适当休息，治疗时手法要轻柔，刺激不宜过大，以防意外。
◎在感冒时不要捂住鼻子用劲擤鼻涕，以防气流从鼻咽部通过咽鼓管直冲进中耳腔而带入细菌，引起急性中耳炎。
◎年长者易患老年性耳聋，不妨经常做些耳周穴位（如听宫、耳门穴等）按摩及对症用药，以改善症状。